# 妇科速查

主　编　陈志辽

副主编　张　睿

编　者（按姓氏笔画排序）

张　睿　陈志辽

陈俊熹　钟沅月

人民卫生出版社

·北　京·

**图书在版编目（CIP）数据**

妇科速查 / 陈志辽主编 . —北京：人民卫生出版社，2022.10

ISBN 978-7-117-33631-4

Ⅰ. ①妇… Ⅱ. ①陈… Ⅲ. ①妇科病 —诊疗 Ⅳ. ①R711

中国版本图书馆 CIP 数据核字（2022）第 181227 号

| | | |
|---|---|---|
| 人卫智网 | www.ipmph.com | 医学教育、学术、考试、健康，购书智慧智能综合服务平台 |
| 人卫官网 | www.pmph.com | 人卫官方资讯发布平台 |

**妇科速查**

Fuke Sucha

| | |
|---|---|
| 主　　编：陈志辽 | |
| 出版发行：人民卫生出版社（中继线 010-59780011） | |
| 地　　址：北京市朝阳区潘家园南里 19 号 | |
| 邮　　编：100021 | |
| E - mail：pmph @ pmph.com | |
| 购书热线：010-59787592　010-59787584　010-65264830 | |
| 印　　刷：三河市宏达印刷有限公司（胜利） | |
| 经　　销：新华书店 | |
| 开　　本：889×1194　1/64　印张：4.25 | |
| 字　　数：138 千字 | |
| 版　　次：2022 年 10 月第 1 版 | |
| 印　　次：2022 年 11 月第 1 次印刷 | |
| 标准书号：ISBN 978-7-117-33631-4 | |
| 定　　价：39.00 元 | |

打击盗版举报电话：010-59787491　E-mail：WQ @ pmph.com
质量问题联系电话：010-59787234　E-mail：zhiliang @ pmph.com
数字融合服务电话：4001118166　E-mail：zengzhi @ pmph.com

# 前　言

　　妇科学知识丰富、内容复杂，临床医生和医学生要面对各种常见的问题，他们在掌握和记忆妇科知识点上，需要花费大量的时间和精力。

　　如果能让深受困扰的妇科医生在临床诊治时，有一本可以随身携带、翻阅方便、简明扼要地涵盖妇科内容的速查图书，对于他们是有极大帮助的。

　　《妇科速查》是写给有妇科知识基础的医生和医学生的，希望本书能够本着实用简明、容易记忆的原则，帮助读者记忆妇科学基础知识点。

　　由于时间和学识有限，编写过程中虽竭尽心力，但仍难免纰漏。出版之际，恳切希望广大读者在阅读过程中不吝赐教，如发现任何疑问或错误，欢迎发送邮件至邮箱 *renweifuer@pmph.com*，或扫描封底二维码，关注"人卫妇产科学"。对我们的工作予以批评指正，以期再版时更加完善，回馈读者。

陈志辽

2022 年 10 月

# 目 录

第一章 概论 ··································· 1

第二章 女性生殖系统解剖 ············· 2

  第一节 骨盆 ······························· 2

  第二节 外生殖器 ·························· 4

  第三节 内生殖器 ·························· 4

  第四节 血管、淋巴、神经 ············· 6

  第五节 骨盆底 ···························· 8

  第六节 邻近器官 ························· 10

第三章 女性生殖系统生理 ··········· 12

  第一节 妇女各生理阶段 ·············· 12

  第二节 月经及月经期的临床表现 ······ 14

第三节　卵巢功能及其周期性变化……………15

第四节　生殖器各部位的周期性变化……………22

第五节　下丘脑 - 垂体 - 卵巢轴………………24

第六节　肾上腺皮质、甲状腺及前列腺素……26

**第四章　妇科病史采集、体格检查**………………29

**第五章　妇科双合诊检查**…………………………31

**第六章　外阴色素减退疾病及外阴瘙痒**……33

第一节　外阴鳞状上皮细胞增生………………33

第二节　硬化性苔藓……………………………35

第三节　其他外阴色素减退疾病………………37

**第七章　外阴及阴道炎症**………………………38

第一节　非特异性外阴炎………………………38

第二节　前庭大腺炎……………………………39

第三节　滴虫阴道炎……………………………40

第四节　外阴尖锐湿疣…………………………42

第五节　外阴阴道假丝酵母菌病………………44

第六节　细菌性阴道病…………………………48

第七节　萎缩性阴道炎…………………………49

第八节　婴幼儿阴道炎……………………50

**第八章　宫颈炎**…………………………52

第一节　急性宫颈炎…………………52
第二节　慢性宫颈炎…………………53

**第九章　盆腔炎症**………………………55

第一节　急性盆腔炎…………………55
第二节　慢性盆腔炎…………………59
第三节　生殖器结核…………………60

**第十章　外阴肿瘤**………………………64

第一节　外阴良性肿瘤………………64
第二节　外阴上皮内瘤样病变………65
第三节　外阴恶性肿瘤………………67

**第十一章　宫颈癌**………………………72

**第十二章　子宫肿瘤**……………………79

第一节　子宫肌瘤……………………79
第二节　子宫内膜癌…………………81

第三节　子宫肉瘤…………………………85

**第十三章　卵巢肿瘤**…………………………89

第一节　卵巢肿瘤总论…………………………89

第二节　早、晚期卵巢癌处理…………………92

第三节　卵巢肿瘤病理分类……………………95

第四节　复发性卵巢癌的诊断与治疗………100

第五节　卵巢交界性肿瘤……………………102

第六节　卵巢恶性生殖细胞肿瘤……………104

第七节　卵巢性索间质肿瘤…………………105

**第十四章　输卵管肿瘤**………………………107

**第十五章　妊娠滋养细胞疾病**………………109

第一节　葡萄胎………………………………109

第二节　侵蚀性葡萄胎………………………112

第三节　绒毛膜癌……………………………114

第四节　胎盘部位滋养细胞肿瘤……………117

**第十六章　月经失调**…………………………119

第一节　异常子宫出血………………………119

第二节　闭经…………………………………128

第三节　多囊卵巢综合征…………………137

第四节　痛经…………………………………142

第五节　经前期综合征…………………144

第六节　围绝经期综合征…………………146

**第十七章　子宫内膜异位症和子宫腺肌病**………153

第一节　子宫内膜异位症…………………153

第二节　子宫腺肌病…………………………158

**第十八章　女性生殖器官发育异常**………………160

第一节　女性生殖器官的发生…………………160

第二节　女性生殖器官发育异常…………………162

第三节　两性畸形…………………………………166

**第十九章　女性生殖器官损伤性疾病**………………169

第一节　阴道前后壁脱垂…………………169

第二节　子宫脱垂…………………………171

第三节　生殖器官瘘…………………………174

第二十章　计划生育 ·················· 179

第一节　工具避孕法 ··············· 179

第二节　药物避孕 ·················· 181

第三节　其他避孕方法 ············· 186

第四节　人工流产 ·················· 189

第二十一章　妇产科常用特殊检查 ······· 192

第一节　妊娠试验 ·················· 192

第二节　阴道及宫颈细胞学检查 ····· 192

第三节　基础体温测定 ············· 194

第四节　宫颈黏液检查 ············· 195

第五节　常用激素测定 ············· 196

第六节　宫颈活组织检查 ··········· 201

第七节　诊断性刮宫与分段刮宫 ····· 203

第八节　输卵管通液术 ············· 205

第九节　经阴道后穹窿穿刺 ········· 206

第十节　阴道镜检查 ··············· 208

第十一节　子宫镜检查 ············· 211

第十二节　腹腔镜检查 ············· 212

**附录**·································214

附录 1　妇科常用药物·············214

附录 2　妇产科图表速查···········221

附录 3　妇科恶性肿瘤化疗速查·····228

附录 4　恶性肿瘤分期速查·········235

附录 5　妇产科决策流程图·········244

附录 6　常见化疗的毒副作用及防治·······255

**主要参考文献**·····························259

# 第一章

## 概  论

妇科学：研究妇女非妊娠期生殖系统特有的生理和病理诊断和处理的学科。

内容：①基础（妇女生理变化、月经生理、女性内分泌）；②炎症（生殖器炎症、性传播疾病）；③肿瘤（生殖器良性和恶性肿瘤）；④月经失调（功血、闭经、痛经）；⑤损伤（子宫脱垂、生殖道瘘）；⑥畸形（先天畸形）；⑦其他生殖器疾病（子宫内膜异位症、不孕症）；⑧计划生育（避孕、绝育、优生）。

（陈志辽）

# 第二章

# 女性生殖系统解剖

## 第一节 骨 盆

### 一、骨盆组成

1. **骨骼** 骶骨(5、6块骶椎)、尾骨(4、5块尾椎)、髋骨(髂骨、坐骨、耻骨)。

2. **关节** 耻骨联合、骶髂关节、骶尾关节。

3. **韧带** 骶结节韧带、骶棘韧带。

### 二、假骨盆

又称大骨盆,位于骨盆分界线之上,为腹腔的一部分,其前为腹壁下部,两侧为髂骨翼,其后为第5腰椎。

### 三、真骨盆

又称小骨盆,位于骨盆分界线之下(称骨产道),

为骨盆入口与骨盆出口之间的区域。

1. **骨盆腔** 后壁是骶骨与尾骨,两侧为坐骨、坐骨棘、骶棘韧带,前壁为耻骨联合。

2. **坐骨棘** 真骨盆中部,可经肛诊或阴道诊触到,在分娩过程中是衡量胎先露部下降程度的重要标志。

3. **骶岬** 骨盆内侧量对角径的重要据点。

4. **耻骨弓** 耻骨两降支的前部相连构成。

## 四、骨盆的类型

1. **女型** 入口呈横椭圆形,髂骨翼宽而浅,入口横径较前后径稍长,耻骨弓较宽,两侧坐骨棘间径 ≥10cm,占 52%~58.9%(最常见)。

2. **扁平型** 入口呈扁椭圆形,耻骨弓宽,骶骨失去正常弯度,变直向后翘或呈弧形,故骶骨短而骨盆浅,占 23.2%~29%。

3. **类人猿型** 骨盆入口呈长椭圆形,占 8%~23.8%。

4. **男型** 骨盆入口略呈三角形,两侧壁内聚,坐骨棘突出,耻骨弓较窄。骶坐切迹窄呈高弓形,骶骨较直而前倾,致出口后矢状径较短。亦称漏斗骨盆,可造成难产。较少见,占 1%~3.7%(表 2-1)。

表 2-1 骨盆的类型

| | 入口 | 耻骨弓 | 比例 | 备注 |
|---|---|---|---|---|
| 女型 | 横椭圆形 | 较宽 | 52%~58.9% | 正常骨盆 |
| 扁平型 | 扁椭圆形 | 宽 | 23.2%~29% | 扁平骨盆 |
| 类人猿型 | 长椭圆形 | 窄 | 8%~23.8% | 横径狭窄骨盆 |
| 男型 | 略呈三角形 | 较窄 | 1%~3.7% | 漏斗骨盆 |

## 第二节 外生殖器

外生殖器指生殖器外露部分,又称外阴

1. **位置** 位于两股内侧之间。①前面:耻骨联合;②后面:会阴。

2. **包括** 阴阜、大小阴唇、阴蒂、阴道前庭(前庭球、前庭大腺、尿道口、处女膜)。

## 第三节 内生殖器

内生殖器包括阴道、子宫、输卵管和卵巢(称子宫附件)。

### 一、阴道

阴道为上宽下窄的管道,前壁 7~9cm,后壁长

10~12cm。

## 二、子宫

### (一) 子宫的结构

1. **子宫**　2cm×5cm×7cm，50g，腔容量 5ml。颈体比例(青春前期为 1∶2；育龄期为 2∶1；绝经后期为 1∶1)。

2. **子宫峡部**　在宫体与宫颈之间形成最狭窄的部分，约 1cm，上端称解剖学内口；下端称组织学内口。梭形宫颈管约 2.5~3.0cm，下部称宫颈外口。

3. **宫颈阴道部**　宫颈下端伸入阴道内的部分。

4. **宫颈阴道上部**　在阴道以上的部分。

### (二) 宫体、宫颈、韧带

1. **子宫内膜**

(1)肌层：外纵、内环的平滑肌束及弹力纤维。

(2)浆膜(前面：膀胱子宫陷凹；向后：直肠子宫陷凹)。

2. **宫颈管**　处于移行带(宫颈癌的好发部位)，可分泌碱性黏液栓。

3. **子宫四对韧带**　①圆韧带；②阔韧带；③主韧带；④宫骶韧带。

注意：韧带、骨盆底肌和筋膜薄弱、损伤，可导致子宫位置异常，造成子宫脱垂。

## 三、输卵管

长度 8~14cm。分为四部分：①间质部；②峡部；③壶腹部；④伞部。

## 四、卵巢

①大小：4cm×3cm×1cm；②功能：生殖和内分泌功能。

## 第四节 血管、淋巴、神经

## 一、血管

1. **卵巢动脉** 腹主动脉分出右卵巢动脉；左肾动脉分出左卵巢动脉。

2. **子宫动脉** 髂内动脉前干分两支。①上支：沿子宫上缘迂曲上行，较粗称宫体支，至宫角处又分为宫底支（分布于宫底部）、卵巢支、输卵管支；②下支：分布于宫颈及阴道上段，较细，称宫颈 - 阴道支。

3. **阴部内动脉** 髂内动脉前干终支，分 4 支。

(1) 痔下动脉：供应直肠下段及肛门部。

(2) 会阴动脉：分布于会阴浅部。

（3）阴唇动脉：分布于大、小阴唇。

（4）阴蒂动脉：分布于阴蒂及前庭球。

4. **盆腔静脉**　同名动脉伴行（左侧汇入左肾静脉，故左侧盆腔静脉曲张较多见）。

## 二、淋巴

### 1. **外生殖器淋巴结**

（1）浅淋巴结

1）上组：沿腹股沟韧带排列（收纳外生殖器、会阴、阴道下段及肛门部的淋巴）。

2）下组：隐静脉末端周围（收纳会阴、下肢的淋巴。注入腹股沟深淋巴结、髂外淋巴结）。

（2）深淋巴结：位于股管内、股静脉内侧（收纳腹股沟浅淋巴，注入闭孔、髂内淋巴结）。

### 2. **盆腔淋巴**

（1）髂淋巴组：髂内、髂外、髂总淋巴结。

（2）骶前淋巴组：位于骶骨前面。

（3）腰淋巴组：位于主动脉旁。

### 3. **生殖器淋巴汇入途径**

（1）宫体、宫底淋巴，输卵管、卵巢淋巴→腰淋巴结。

（2）宫体两侧淋巴→腹股沟浅淋巴结。

（3）阴道上段淋巴→闭孔淋巴结、髂内淋巴结、髂外淋巴结，经宫骶韧带→骶前淋巴结。

(4)阴道下段淋巴→腹股沟淋巴结。

## 三、神经

### 1. 阴部的神经

(1)骶丛分支。

(2)自主神经:第Ⅱ、Ⅲ、Ⅳ骶神经分支组成,含感觉和运动神经纤维。三支包括 ①会阴神经;②阴蒂背神经;③肛门神经(痔下神经)。分布于会阴、阴唇、阴蒂、肛门周围。

### 2. 内生殖器的神经

(1)交感神经:腹主动脉前神经丛,进入盆腔后分为①卵巢神经丛:卵巢和输卵管;②骶前神经丛。

(2)副交感神经:骨盆神经丛,包括第Ⅱ、Ⅲ、Ⅳ骶神经并含有向心传导的感觉神经纤维,分布于宫体、宫颈、膀胱上部。

(3)子宫平滑肌自律活动,临产时切除神经后仍能有节律地收缩,完成分娩活动。

## 第五节 骨 盆 底

## 一、骨盆底的结构

1. **前方** 耻骨联合下缘。

2. **后方**　尾骨尖。

3. **两侧**　耻骨降支、坐骨升支及坐骨结节。

4. **坐骨结节将骨盆底分为前、后两部**

(1)前部：尿生殖三角，又称尿生殖区，有尿道和阴道通过。

(2)后部：肛门三角，又称肛区，有肛管通过。

## 二、骨盆底的分层

1. **外层**　浅层筋膜与肌肉（会阴浅筋膜、括约肌组成浅肌肉层）。①球海绵体肌（阴道缩肌）；②坐骨海绵体肌；③会阴浅横肌；④肛门外括约肌。

2. **中层（泌尿生殖膈）**　上、下两层筋膜，中间薄肌肉组成。覆盖于由耻骨弓与两坐骨结节所形成的骨盆出口前部三角形平面上，称三角韧带。

3. **内层（盆膈）**　骨盆底最里面最坚韧层，由肛提肌及其内外各覆一层筋膜组成。

肛提肌的组成：①耻尾肌；②髂尾肌；③坐尾肌。

## 三、会阴

有广义和狭义之分。

1. **广义**　封闭骨盆出口的所有软组织。前为耻骨联合下缘，后为尾骨尖，两侧为耻骨下支、坐骨

支、坐骨结节和骶结节韧带。

2. **狭义**　阴道口与肛门之间的软组织，会阴体。分娩时易会阴裂伤。

# 第六节　邻近器官

## 一、尿道

长度 4~5cm，直径约 0.6cm。内括约肌为不随意肌，外括约肌为随意肌。女性尿道短而直，接近阴道易引起泌尿系统感染。

## 二、膀胱

膀胱可分为顶、底、体和颈 4 部分。膀胱各部之间无明显界限。

膀胱三角为膀胱底部黏膜形成的三角区。三角的尖向下为尿道内口，三角底的两侧为输尿管口，两口相距约 2.5cm。

膀胱壁三层：浆膜、肌层（平滑肌纤维）、黏膜。

## 三、输尿管

输尿管长约 30cm，壁厚约 1mm，内径最细 3~4mm，最粗可达 7~8mm。

主韧带切断时，易损伤输尿管。

## 四、直肠

长 15~20cm。前为子宫及阴道，后为骶骨。

1. **上段**　腹膜遮盖。
2. **中段**　腹膜折向前上方，形成直肠子宫陷凹。
3. **直肠下部**　无腹膜覆盖。
4. **肛管**　长 2~3cm，经阴道手术及分娩时，易损伤肛管、直肠。

## 五、阑尾

长度 7~9cm，常位于右髂窝内，妊娠期阑尾向上外方移位。阑尾炎易并发附件炎。

（张　睿　陈志辽）

# 第三章

# 女性生殖系统生理

## 第一节　妇女各生理阶段

### 一、胎儿期

胚胎 6 周后原始性腺开始分化,胚胎 8~10 周性腺组织才出现卵巢的结构。两条副中肾管发育成女性生殖道。

### 二、新生儿期

出生后 4 周内,偶见少许泌乳,少量阴道流血,是生理变化,能自然消退。

### 三、儿童期

4 周至 12 岁(易生殖器炎症,10 岁后乳房开始发育)

## 四、青春期

初潮至生殖器官成熟（WHO 规定：10~19 岁）。生理特点如下。

1. 长高，女性体型。

2. **第一性征**　生殖器官特征：①成人型外阴：阴阜隆起，大阴唇变肥厚，小阴唇变大色素沉着；②阴道长宽增加，阴道黏膜变厚皱褶；③子宫增大；④输卵管变粗；⑤卵巢增大、排卵。

3. **第二性征**　生殖器官以外的特征：①音调变高；②乳房丰满而隆起；③肾上腺功能初现（阴毛及腋毛）；④骨盆宽大；⑤胸、肩脂肪堆积；⑥生长加速。

4. 初潮（月经周期较紊乱）。

5. 有生育能力。

## 五、性成熟期

18 岁后约 30 年，又称生育期。周期性排卵，生殖器和乳房周期性改变。

## 六、围绝经期

40 岁后约 10~20 年，又称更年期。卵巢衰退，生殖器官萎缩。

1. **1994 年 WHO 推荐"围绝经期"三个阶段**

(1)绝经前期:月经周期不规律,常为无排卵性月经。

(2)绝经:最后一次月经(40 岁以前绝经称卵巢功能早衰)。

(3)绝经后期:内分泌功能渐消退,生殖器官萎缩。

2. **围绝经期综合征**

(1)血管运动障碍:①潮热;②出汗。

(2)神经精神障碍:①情绪不稳定;②抑郁或烦躁不安;③失眠和头痛。

## 七、绝经后期

60 岁后卵巢衰竭,生殖器萎缩老化,骨质疏松,易骨折。

# 第二节 月经及月经期的临床表现

1. **月经** 卵巢的周期性变化,使子宫内膜周期性脱落及出血(性成熟的标志)。

2. **初潮** 第一次来潮称月经初潮(13~15 岁)。

3. **月经周期** 两次月经第 1 天的间隔(28~30 天)。

4. **月经期**　持续时间为 2~7 天(多数为 3~6 天)。

5. **经血**　不凝固暗红色血液(纤维蛋白在纤溶酶的作用下裂解,含血液、内膜碎片、宫颈黏液、阴道上皮细胞)。约 50ml( >80ml 为异常)。

6. **月经期综合征**　(盆腔淤血、子宫血流量增多),有下腹及腰骶部下坠感,有膀胱刺激症状(如尿频)、轻度神经系统不稳定症状(如头痛、失眠、精神忧郁、易于激动)、胃肠功能紊乱(如食欲缺乏、恶心、呕吐、便秘或腹泻)、鼻黏膜出血、皮肤痤疮,不影响妇女的工作和学习。

# 第三节　卵巢功能及其周期性变化

## 一、卵巢功能

卵巢是生殖内分泌腺,有两种功能:①产生卵子、排卵;②合成分泌甾体激素、多肽激素。

## 二、卵巢周期性变化

从青春期开始到绝经前,卵巢在形态和功能上发生周期性变化。

卵巢有 15 万 ~50 万个卵泡,400~500 个能发育成熟。

卵泡生长四阶段：

1. **原始卵泡** 初级卵母(细胞减数分裂双线期)。

2. **窦前卵泡** 生长中的初级卵母细胞(包裹在基膜内称初级卵泡。围绕透明带与多层立方颗粒细胞层，出现卵泡刺激素、雌二醇、孕酮受体称次级卵泡。梭形细胞形成卵泡内膜与卵泡外膜时称生长卵泡)。

3. **窦状卵泡** FSH影响产生芳香化酶(雌激素合成酶)，黄体生成素、前列腺素、催乳素的受体。

4. **成熟卵泡** 退化剩下少数成熟卵泡体积增大(直径 10~20mm)，卵泡液增多，卵泡腔向卵巢表面突出。从外向内七层。

(1)卵泡外膜：卵巢间质组织。

(2)卵泡内膜：血管丰富，卵巢皮质层间质细胞衍化而来。

(3)颗粒细胞：无血管存在，颗粒细胞层与卵泡内膜层间有一基底膜。

(4)卵泡腔：含卵泡液。

(5)卵丘：卵细胞深藏形成卵丘。

(6)放射冠：围绕卵细胞的一层颗粒细胞，与卵细胞之间一层很薄的透明膜称透明带。

(7)透明带：放射冠与卵细胞之间一层很薄的透

明膜称透明带。

## 三、排卵

1. **定义** 卵细胞和它周围的一些细胞一起被排出的过程。

2. **调节机制** 雌二醇高峰正反馈作用→促性腺激素释放激素作用及孕酮的协同作用→排卵前血 LH/FSH 峰的出现→导致成熟卵泡最终排卵[血 LH/FSH 峰,①促使卵巢壁生成纤溶酶原激活物,激活纤溶酶、结缔组织胶原酶、蛋白溶解酶,使卵泡壁溶解。②使前列腺素(PG)及组胺增多]→卵泡壁血管扩张,通透性增强易于破裂→卵巢皮质及卵泡外膜层平滑肌纤维收缩,促使卵泡破裂及卵细胞释放。

排卵下次月经来潮前 14 天,由两侧卵巢轮流排出或一侧卵巢连续排出。

## 四、黄体

排卵后卵泡壁的颗粒细胞和内膜细胞内陷,卵泡外膜包围形成的组织称为黄体。直径约 1~2cm,色黄。黄体功能仅 14 天。

若卵子未受精,黄体在排卵后 9~10 天开始退化(机制迄今不详)。退化黄体细胞萎缩变小,黄体内结缔组织纤维化,外观呈白色,称白体。

妇女约有 400 个原始卵泡发育到排卵,其余退化、坏死,成为闭锁卵泡。

## 五、卵巢激素

卵巢主要分泌三类激素,均为甾体激素。

1. **雌激素** 18 个碳原子,雌烷衍生物。
2. **孕激素** 21 个碳原子,孕烷衍生物。
3. **雄激素** 19 个碳原子,雄烷衍生物。

## 六、甾体合成

血液中的胆固醇,合成的孕烯醇酮(前体物质)→雄烯二酮→ 17- 羟孕烯醇酮。

雌激素:雌二醇>雌酮>雌三醇(降解产物)。

## 七、雌激素、孕激素及雄激素之间关系

孕酮→(雄烯二酮、睾酮)→(雌酮、雌二醇)

### (一) 雌激素产生机制

内双细胞双激素机制:卵泡膜细胞及颗粒细胞协同产生雌激素。

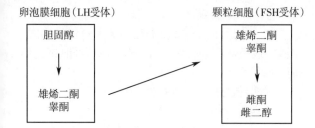

卵泡膜细胞（LH受体）　　　　　　颗粒细胞（FSH受体）

## （二）孕激素产生机制

黄体黄素化颗粒细胞将胆固醇转化产生孕酮（颗粒细胞层缺乏血管,孕酮不入血液循环）；排卵后血管进入黄体,孕酮能直接进入血液循环（黄体颗粒细胞可将卵泡膜细胞所产生的雄烯二酮转化为雌酮和雌二醇,黄体亦能分泌雌激素）。

## （三）甾体激素的代谢

在肝脏代谢,各种酶（硫酸转移酶、硫酸酶、芳香化酶等）使甾体激素产生活性或降解,代谢产物经肾小球滤过,肾小管分泌到尿中排出。

## （四）雌激素变化

①卵泡时量很少→②排卵前形成高峰→③排卵后量减少→④排卵后 7~8 天（黄体成熟）又一高峰→⑤黄体萎缩时,雌激素急骤下降→⑥月经前达最低水平。

（五）孕激素变化

①排卵后增加→②排卵后 7~8 天黄体成熟时，孕激素最高峰→③以后逐渐下降→④行经时恢复到排卵前水平。

（六）雌激素与孕激素的作用

1. 雌激素的作用

(1)子宫发育：肌细胞的增生和肥大，收缩力增强，平滑肌对缩宫素的敏感性。

(2)内膜增生。

(3)宫口松弛，黏液稀薄易拉丝。

(4)输卵管发育，节律性收缩。

(5)阴道上皮细胞增生和角化；阴唇发育、丰满。

(6)乳腺腺管增生、乳头、乳晕着色。第二性征的发育。

(7)促卵泡发育，卵巢积储胆固醇。

(8)对下丘脑的正负反馈调节，控制脑垂体促性腺激素的分泌。

(9)钠与水的潴留；脂蛋白减少，抗冠状动脉硬化。

(10)维持正常骨质：与甲状旁腺素协同维持钙磷平衡。

**2. 孕激素的作用**

(1)子宫肌纤维松弛：促细胞内钾低、钠高，减少子宫收缩，利于胚胎。

(2)内膜分泌期转化，为着床作好准备。

(3)宫颈口闭合，黏液变稠减少，拉丝易断。

(4)抑制输卵管肌节律性收缩。

(5)使阴道上皮细胞脱落加快。

(6)使乳腺腺泡发育成熟。

(7)对下丘脑的负反馈作用（影响 FSH、LH 的分泌）。

(8)升高基础体温（兴奋下丘脑体温调节中枢，升高 $0.3\sim0.5℃$，是排卵标记）。

(9)促水与钠的排泄。

**3. 孕激素与雌激素协同**　促使女性生殖器和乳房的发育，为妊娠准备条件。

**4. 雌激素与孕激素拮抗**　子宫收缩、输卵管蠕动、宫颈黏液变化、阴道上皮细胞角化和脱落、钠和水的潴留与排泄。

**(七) 雄激素**

睾酮：肾上腺皮质分泌、少量来自卵巢。

(1)合成雌激素的前体。

(2)使生殖器官发育完善，如阴毛生长。

(3)拮抗雌激素：男性化的表现。

（4）促进机体的代谢功能（蛋白合成、红细胞增生、骨基质生长、肾远曲小管吸收水）。

### （八）甾体激素作用机制

第一步 胞质受体结合→激素－胞质受体复合物→受体蛋白发生构型变化→进入核内。

第二步 与核内受体结合→激素－核受体复合物→激发 DNA 的转录过程→生成新的 mRNA →诱导蛋白质合成→引起相应的生物效应。

### （九）卵巢多肽激素

**1. 松弛素** 减少子宫收缩、松弛骨盆韧带的作用。

**2. 卵泡抑制素** 抑制腺垂体 FSH 的分泌、参与排卵过程。包括性腺分泌素、抑制素、表皮生长因子、碱性成纤维细胞生长因子。

# 第四节 生殖器各部位的周期性变化

## 一、子宫内膜（基底层、功能层）周期性变化

（1）增生期

1）早期：第 5~7 天。增生与修复开始，1~2mm。

2）中期：第 8~10 天。间质水肿、腺体数增多。

3)晚期:第 11~14 天。2~3mm,表面波浪形。

(2)分泌期

1)早期:第 15~19 天。内膜腺体更长,屈曲。

2)中期:第 20~23 天。内膜锯齿状。细胞糖原溢入腺体,称顶浆分泌。

3)晚期:第 24~28 天。厚 10mm、海绵状。蜕膜样细胞。

(3)月经期:第 1~4 天。雌、孕激素水平下降→前列腺素活化→螺旋小动脉持续痉挛→内膜血流减少→组织变性、坏死→血管壁通透性增加→血管破裂导致内膜底部血肿形成→促使组织坏死剥脱→变性、坏死的内膜与血液相混而排出→形成月经血。

("增生期"="排卵前期";"分泌期"="排卵后期")

## 二、其他部位的周期性变化

### 1. 阴道黏膜(阴道上段)

(1)排卵前,雌激素作用,上皮底层细胞增生→中层与表层细胞。

(2)排卵后,孕激素作用,主要为表层细胞脱落。

## 2. 宫颈黏液(反映卵巢功能)

(1)排卵期黏液量增加、稀薄、透明,拉丝度可达10cm以上(羊齿状结晶)。

(2)黏液网状糖蛋白结构的网眼变大,最适宜精子通过。

(3)孕激素使黏液减少,黏稠而混浊,拉丝易断裂(排列成行的椭圆体)。

## 3. 输卵管

(1)雌激素使上皮纤毛细胞生长、变大,肌层的节律性收缩。

(2)孕激素减少输卵管的收缩频率。

(3)雌、孕激素协同→保证受精卵在输卵管内的正常运行。

# 第五节　下丘脑-垂体-卵巢轴

## 一、神经内分泌调节

下丘脑-垂体-卵巢轴(H-P-O)控制女性发育、月经、性功能,参与机体内环境和物质代谢的调节,称性腺轴。

H——大脑中枢(下丘脑):促性腺激素释放激素(GnRH)。

P——腺垂体分泌：促性腺激素（FSH、LH）。

O——卵巢和黄体：性激素（E、P）。

## 二、反馈性调节

下丘脑、垂体与卵巢激素彼此相互依存，又相互制约，调节着正常的月经周期。卵巢激素对下丘脑-垂体分泌活动的调节作用如下。

1. **正反馈** 使下丘脑兴奋，分泌性激素增多。

2. **负反馈** 使下丘脑抑制，分泌性激素减少。

大量雌激素抑制下丘脑分泌 FSH-RH（负反馈）；兴奋下丘脑分泌 LH-RH（正反馈）。

大量孕激素对 LH-RH 呈抑制作用（负反馈）。

当下丘脑受卵巢性激素负反馈抑制使卵巢释放激素分泌减少时，垂体促性腺激素释放也相应减少，黄体失去激素的支持而萎缩，卵巢 E、P 也随之减少。子宫内膜因失去 E、P 的支持而萎缩、坏死、出血、剥脱，出现月经来潮。

当卵巢性激素减少的同时，解除了对下丘脑的抑制，下丘脑得以再度分泌有关释放激素，于是又开始另一个新的周期，如此反复循环。

## 三、催乳素与闭经泌乳综合征

1. 腺垂体嗜酸性粒细胞分泌一种纯蛋白质，与刺激泌乳有关,称催乳素。

2. GnRH 受到抑制,促性腺激素水平下降,催乳素增加,出现闭经泌乳综合征(甲状腺功能减退的妇女,由于 TRH 升高也会出现溢乳症状)。

# 第六节　肾上腺皮质、甲状腺及前列腺素

## 一、肾上腺皮质

1. **盐皮质激素**　醛固酮:维持钾、钠离子和水的代谢。

2. **糖皮质激素**　皮质醇:调节糖代谢,促进蛋白质分解和糖异生作用、脂肪的运用和重新分布、抗过敏、抗炎性反应、抗细菌毒素作用。

3. **性激素**　少量雄激素,极微量雌、孕激素。

4. **女性雄激素**　①主要来源:肾上腺皮质雄激素,包括睾酮、脱氢表雄酮、雄烯二酮。②主要作用:正常妇女的阴毛、腋毛、肌肉、全身发育、闭经、男性化。

5. 先天性肾上腺皮质增生(21-羟化酶等缺乏)导致皮质激素合成不足→促肾上腺皮质激素代偿性增加→肾上腺皮质网状带雄激素分泌增

多→女性假两性畸形、女性男性化表现、多囊卵巢综合征。

## 二、甲状腺

参与新陈代谢、性腺的发育成熟、维持月经和生殖功能。

1. **轻度甲亢**　月经过多、过频、功血。

2. **中、重度甲亢**　月经稀发、经量少、闭经。

3. **甲减**　生殖器官畸形、先天性无卵巢、原发性闭经、月经初潮延迟。

4. **性成熟后甲减**　影响月经(月经过少、稀发、闭经)、排(不孕、流产、畸胎)。

## 三、前列腺素作用

在卵巢、月经血、内膜的前列腺素(PG)对排卵、月经、子宫肌收缩起作用(吲哚美辛能对抗PG)。

1. 诱发释放 GnRH、LH。

2. 促卵泡发育、激素分泌、诱发排卵、黄体维持及溶解过程。

3. 促小动脉收缩,加速内膜缺血坏死、血管断裂,产生月经。

4. 非妊娠子宫肌松弛、妊娠子宫肌收缩、痛经。

5. 促黄体溶解、增强宫缩,抑制受孕和着床,使胚胎死亡流产。

(张 睿 钟沅月 陈志辽)

# 第四章

# 妇科病史采集、体格检查

## 一、病史采集方法

1. 态度亲切
2. 有目的,高效率
3. 避免漏诊误诊
4. 启发提问避免暗示主观臆测
5. 重症先抢救
6. 转院看转院记录
7. 不能口述者要问家属或亲友
8. 注意病人隐私

## 二、病史采集

1. 一般项目
2. 主诉
3. 现病史

4. 月经史婚育史
5. 既往史
6. 个人史、家族史

## 三、体格检查

1. **全身检查** 头部,颈部,躯干,四肢。
2. **腹部检查** 心,肝,脾,肾,肠,肛门。
3. **盆腔检查** 妇科双合诊,三合诊。

(陈志辽)

# 第五章

# 妇科双合诊检查

## 1. 检查注意事项

(1) 阴道窄：用示指替代双指。

(2) 三合诊：中指伸入肛门时，嘱患者解大便样放松肛门括约肌。

(3) 腹肌紧张：可与患者交谈、让患者张口呼吸、放松腹肌。

(4) 无法妇科检查者：应停止检查，待下次检查。

## 2. 妇科检查记录的内容和顺序（表 5-1）

### 表 5-1　妇科检查记录

| 阴道 | 是否光滑、通畅，黏膜情况，分泌物量、色、性状以及有无臭味 |
| --- | --- |
| 宫颈 | 大小、硬度、糜烂、撕裂、息肉、腺囊肿，有无接触性出血、举痛 |
| 宫体 | 大小、硬度、活动度，有无压痛 |

续表

| 附件 | 有无块物、增厚、压痛。若扪及块物，记录其位置、大小、硬度，表面活动度，有无压痛以及与子宫及盆壁关系(左右两侧情况分别记录) |
|---|---|

**3. 妇科常见症状** ①阴道出血；②白带异常；③下腹痛；④外阴瘙痒；⑤下腹部包块。

**(张 睿)**

# 第六章

# 外阴色素减退疾病及外阴瘙痒

外阴色素减退疾病(外阴白色病变)为女阴皮肤和黏膜慢性发生的变性及色素减退改变。

## 第一节　外阴鳞状上皮细胞增生

【概述】鳞状上皮细胞增生是外阴瘙痒、病因不明的外阴疾病(增生性营养不良)。

相关原因:潮湿状态和阴道排出物的刺激。

无确实的病因:慢性损伤、过敏、局部营养失调、代谢紊乱。

【临床表现】中年妇女、外阴瘙痒,呈对称性,多有"痒-抓"恶性循环。

早期:皮肤颜色暗红或粉红,角化过度部位呈白色。

后期:皮肤厚似皮革,色素增加,正常皮肤的纹理明显突出,皮嵴隆起,呈多数小多角性扁平丘疹,并群集成片,出现苔藓样变,称慢性单纯性苔藓。

如溃疡长期不愈,特别是有结节隆起时,要排除局部癌变。应及早活检确诊。

【鉴别诊断】与白癜风、外阴炎相鉴别。

【治疗】内科治疗为主。

1. **一般治疗** 外阴皮肤清洁干燥,禁用肥皂擦洗,避免用手搔抓患处。不食辛辣和过敏食物。失眠者,用镇静、安眠和抗过敏药物。

2. **局部激素控制瘙痒** 采用皮质激素软膏局部治疗。激素软膏导致局部皮肤萎缩,故当瘙痒基本控制后,即停用高效类固醇制剂,改用氢化可的松软膏每天 1~2 次继续治疗。

3. **外科治疗** 癌变仅 5%,外科治疗有远期复发。治疗指征为:①有恶变或恶变可能者;②反复内科治疗无效者。

(1)单纯外阴切除:切口周围复发率约 50%。

(2)激光治疗:用 $CO_2$ 激光、氦氖激光治疗,破坏深达 2mm 的皮肤层即可消灭异常上皮组织和破坏真皮层内神经末梢,复发率与手术相近。

# 第二节 硬化性苔藓

## (一) 外阴硬化性苔藓

【概述】外阴硬化性苔藓也称硬化萎缩性苔藓,是以外阴及肛周皮肤萎缩变薄为主的皮肤病,皮肤萎缩为此病特征。

【病因】病因未明,家族性、自身免疫性、睾酮低下,局部组织自由基作用相关。

【临床表现】可发生于任何年龄妇女,40岁左右发病率最高。表现为皮肤发痒,较鳞状上皮增生患者为轻。病损多为对称性,常位于大阴唇、小阴唇、阴蒂包皮、阴唇后联合及肛周。

早期:皮肤发红肿胀,有粉红、象牙白色或有光泽的多角形平顶小丘疹,中心有角质栓。丘疹融合成片后呈紫癜状,但在其边缘仍可见散在丘疹。

中期:皮肤、黏膜变白、变薄,失去弹性,干燥易皲裂。阴蒂萎缩且与其包皮粘连,小阴唇缩小、变薄,与大阴唇内侧融合以致完全消失。

晚期:皮肤菲薄皱缩似卷烟纸,阴道口挛缩狭窄,仅能容指尖以致性交困难,但患者仍有受孕可能。

幼女患者瘙痒不明显，仅在小便或大便后感外阴和肛周不适。检查见锁孔状珠黄色花斑样或白色样损坏。至青春期时，可自行消失。

【诊断】临床表现和病理检查是最后诊断方法。

【鉴别诊断】与老年生理性萎缩鉴别。

【治疗】

1. **一般治疗** 与外阴鳞状上皮细胞增生治疗相同。

2. **局部药物治疗** 丙酸睾酮局部涂擦是标准方法。

(1)瘙痒顽固、表面用药无效者：可用曲安奈德混悬液皮下注射。

(2)幼女硬化性苔藓：青春期时有自愈可能，目的是暂时缓解瘙痒症状，不宜采用丙酸睾酮油膏或软膏治疗，以免出现男性化。现多主张用1%氢化可的松软膏涂擦局部，多数症状可缓解。

3. **外科治疗** 本病极少发展为外阴癌，很少采用外科疗法。外科治疗方法与外阴鳞状上皮细胞增生治疗相同。

## (二) 硬化性苔藓合并鳞状上皮细胞增生

硬化性苔藓患者由于长期瘙痒和搔抓，在原有硬化性苔藓的基础上出现鳞状上皮细胞增生。选用氟轻松软膏涂擦局部,每天 3~4 次,共用 6 周。

## 第三节　其他外阴色素减退疾病

1. **外阴白癜风**　黑色素细胞被破坏所引起的疾病。病变区皮肤光滑润泽,弹性正常,不致转化为癌,故除伴发皮炎应按炎症处理外,一般无需治疗。

2. **外阴白化病**　全身性遗传性疾病,或仅在外阴局部发病。表皮基底层中仅含有大而灰白的不成熟黑素细胞,不能制造黑色素。外阴局部白化病无自觉症状,也不致癌变,故无需治疗。

3. **继发性外阴色素减退疾病**　各种慢性外阴病变(糖尿病外阴炎、念珠菌外阴炎、外阴擦伤、湿疣)均可使外阴表皮过度角化。角化表皮经渗出物浸渍常脱屑呈白色。有局部瘙痒、灼热甚至疼痛症状。表皮脱屑区涂以油脂,原发疾病治愈后,白色区随之消失。

4. **贝赫切特病**　口 - 眼 - 生殖器综合征,病因尚不清楚,临床表现为反复发作的口腔溃疡,外阴溃疡及眼炎或其他皮肤溃疡。

**（陈志辽　张　睿）**

# 第七章

# 外阴及阴道炎症

## 第一节　非特异性外阴炎

【病因】

1. 不注意皮肤清洁。

2. 糖尿病患者糖尿刺激。

3. 粪瘘、尿瘘患者长期浸渍。

4. 穿紧身化纤内裤，导致局部通透性差。

5. 局部潮湿、经期卫生巾刺激。

【临床表现】

1. 瘙痒、疼痛、烧灼感。

2. 局部充血、肿胀、糜烂、抓痕。严重者溃疡、湿疹。

3. **慢性炎症**　皮肤增厚、粗糙、皲裂、苔藓样变。

【预防】注意个人卫生，穿纯棉内裤，经常换内裤，保持外阴清洁、干燥。

【治疗】

1. **病因治疗**　糖尿病患者治疗糖尿病,尿瘘、粪瘘及时行修补术。

2. **局部治疗**　1∶5 000高锰酸钾液坐浴,2次/d;破溃涂抗生素软膏。

3. **中药洗剂**　苦参、蛇床子、白癣皮、土茯苓、黄柏各15g,川椒6g,水煎洗外阴,1~2次/d。

## 第二节　前庭大腺炎

(一) 前庭大腺炎

【病因】

1. **性交、分娩**　病原体容易侵入前庭大腺。

2. **病原体**　葡萄球菌、大肠埃希菌、链球菌、肠球菌、淋病奈瑟菌、沙眼衣原体。

3. **前庭大腺脓肿**　腺管开口因肿胀、渗出物凝聚而阻塞,脓液不能外流、积存而形成脓肿。

【症状】局部肿胀、疼痛、灼热感、行走不便、大小便困难。

【体征】

1. 局部皮肤红肿、发热、压痛明显。

2. 有稀薄、淡黄色脓汁、可触及波动感。

3. 脓肿会自行破溃,若破孔大,引流后炎症可消退痊愈；若破孔小，炎症持续反复急性发作。

【治疗】

1. **急性炎症发作**　作细菌培养、选用抗生素（磺胺药）。

2. **中药**　清热解毒（蒲公英、紫花地丁、金银花、连翘等，局部热敷、坐浴）。

3. **脓肿切开引流造口术**

(二)前庭大腺囊肿

【病因】前庭大腺管开口阻塞，分泌物积聚于腺腔而形成囊肿。

【临床表现】

1. 无感染，无自觉症状。

2. 若囊肿大，有坠胀感或有性交不适。

3. 检查见囊肿多为单侧，也可为双侧，囊肿呈椭圆形，大小不等，可持续数年不变。

【治疗】囊肿造口术代替剥出术（激光造口，方法简单，保留腺体功能）。

## 第三节　滴虫阴道炎

【病因】由阴道毛滴虫引起（滴虫生长环境：25~40℃、pH值5.2~6.6）。

【传染方式】

1. 性交传播。

2. 公共浴池、浴盆、浴巾、游泳池、坐式便器、衣物传播。

3. **医源性传播** 污染的器械及敷料传播。

【临床表现】

1. **潜伏期** 4~28 天。

2. **常见症状** 稀薄的泡沫状白带增多、外阴瘙痒、臭味。有灼热、疼痛、性交痛等。

3. **不孕** 阴道毛滴虫能吞噬精子,影响精子在阴道内存活,可致不孕。

4. **尿道口感染** 尿频、尿痛、血尿。

5. **滴虫带虫者** 阴道内有滴虫存在而无炎症反应的患者,黏膜常无异常改变。

6. **炎症发作** 滴虫消耗阴道上皮细胞内糖原,改变阴道酸碱度,破坏防御机制,促进继发性的细菌感染,常在月经期前后、妊娠期或产后等阴道 pH 值改变时发作。

7. **阴道表现** 黏膜充血、有散在出血斑点;多量灰黄色、黄白色稀薄液体、黄绿色脓性分泌物。常呈泡沫状。

【诊断】

悬滴法找到滴虫:玻片上加温生理盐水 1 小滴,

后穹隆处取少许分泌物混于生理盐水中,立即在低倍光镜下寻找滴虫。

【治疗】

1. **全身用药** 甲硝唑 400mg,2~3 次 /d,7 天为 1 疗程;单次口服甲硝唑,一旦发现应停药。甲硝唑能通过乳汁排泄,若在哺乳期用药,用药期间及用药后 24 小时之内不哺乳为妥。

2. **局部用药** 甲硝唑片每晚经阴道给药 1 次,10 次为 1 疗程。

3. **滴虫治愈标准** 滴虫阴道炎常于月经后复发,要经 3 次检查均阴性,方可称为治愈。

4. **注意事项** 内裤、洗涤用毛巾应煮沸 5~10 分钟,以消灭病原体;配偶查生殖器、前列腺液有无滴虫,若为阳性,需同时治疗。

## 第四节 外阴尖锐湿疣

【病因】HPV 感染鳞状上皮增生性疣状病变(HPV 6、11、16、18 型)。

【传播途径】

1. 性交直接传播,有不洁的性生活史、多个性伴侣者最易感染。

2. 其次是通过污染的衣物、器械间接传播。

【临床表现】

1. 潜伏期平均 3 个月。年轻妇女居多。

2. 外阴瘙痒、烧灼痛或性交后疼痛。

3. 微小散在的乳头状疣，柔软，细小的指样突起，或为小而尖的丘疹，质稍硬，孤立、散在或呈簇状，粉色或白色。

4. 病灶逐渐增大、增多，互相融合成鸡冠状或菜花状，顶端可有角化或感染溃烂。

5. 宫颈病变多为扁平状，肉眼难以发现，常需阴道镜及醋酸试验协助发现。

【诊断】

1. **挖空细胞** 表现为中层细胞核大，可见到双核，核深染，核周有大空泡，挖空细胞的特异性较高。

2. **3% 醋酸涂宫颈** 移行区内外鳞状上皮呈白色斑块，表面隆起不平、小乳头指样突起，有中央毛细血管，也可表现为点状血管呈花坛状或呈细小镶嵌排列。

3. **病理检查** 呈外向性生长，增生的乳头小而密集，表层细胞有角化不全或过度角化；棘细胞层高度增生，有挖空细胞出现；基底细胞增生，真皮水肿，毛细血管扩张，周围有慢性炎细胞浸润。

4. **聚合酶链反应（PCR）** 敏感性高，特异性强，可检测极微量 HPV-DNA。

5. **原位杂交** 是直接在组织切片或细胞涂片上进行杂交反应。

【治疗】尚无根除 HPV 方法,原则:改善症状和体征,去除外生疣体。

1. **局部治疗** 1% 丁卡因麻醉后用药物烧灼。

(1)33%~50% 三氯醋酸外涂、1 次/周,1~3 次后病灶可消退。

(2)1% 酞丁安膏涂擦,3~5 次/d,4~6 周可望痊愈,刺激性小,被广泛应用。

(3)10%~25% 足叶草酯涂于病灶(细胞毒性,能抑制细胞分裂的 M 期,刺激性大,注意不要涂及正常皮肤,不能用于阴道及宫颈病变,涂药后 2~4 小时洗去,1 次/周,可连用 3~4 次。

(4)5% 氟尿嘧啶软膏外用,1 次/d,10~14 天为 1 疗程,应用 1~2 个疗程。

2. **物理或手术治疗**

3. **干扰素** 不单独使用,多作为辅助用药。

4. **活检** 反复发作的顽固性尖锐湿疣,取活检排除恶变。

# 第五节　外阴阴道假丝酵母菌病

【病因】假丝酵母菌为条件致病菌,10% 非孕妇女及 30% 孕妇阴道中有此菌寄生(Ph 通常<4.5),以下情况可引起症状。

1. 阴道内糖原增加、酸度增高、细胞免疫力下降→假丝酵母菌繁殖→引起炎症。

2. 穿紧身化纤内裤、肥胖,局部的温度、湿度增加→假丝酵母菌繁殖→引起炎症。

【传染方式】

1. **内源性传染** 阴道、口腔、肠道互相传染。

2. **性交**

3. **接触感染衣物**

【临床表现】

1. **主要表现** 外阴瘙痒、灼痛,严重时坐卧不宁,异常痛苦。

2. **伴随症状** 尿频、尿痛及性交痛。

3. **急性期表现** 白带增多,白色稠厚凝乳、豆渣样。

【治疗】排除糖尿病、应用抗生素、雌激素、类固醇激素、穿紧身化纤内裤、局部药物的刺激。性伴侣应进行假丝酵母菌的检查及治疗。消除诱因,根据患者情况选择局部或全身应用抗真菌药物。

1. **消除诱因** 若有糖尿病应给予积极治疗,及时停用广谱抗生素、雌激素及皮质类固醇激素。勤换内裤,用过的内裤、盆及毛巾均应用开水烫洗。

2. **单纯性 VVC 的治疗** 可局部用药,也可全身用药,主要以局部短疗程抗真菌药物为主。全身用药与局部用药的疗程相似,治愈率 80%~90%;唑类药物的疗效高于制霉菌素。

(1)局部用药:可选用下列药物放于阴道内。①咪康唑栓剂,每晚 1 粒(200mg),连用 7 日;或每晚 1 粒(400mg),连用 3 日;或 1 粒(1 200mg),单次用药。②克霉唑栓剂,每晚 1 粒(150mg),放于阴道深处;连用 7 日,或每日早、晚各 1 粒(150mg),连用 3 日;或 1 粒(500mg),单次用药。③制霉菌素栓剂,每晚 1 粒(10 万 U),连用 10~14 日。

(2)全身用药:对不能耐受局部用药者、未婚妇女及不愿采用局部用药者,可选用口服药物。常用药物:氟康唑 150mg,顿服,1 次/d,连续 5 天,之后每 2~4 周给氟康唑 150mg,连用 3~6 个月。

3. **复杂性 VVC 的治疗**

(1)严重 VVC:无论局部用药还是口服药物均应延长治疗时间。若为局部用药,延长为 7~14 日;若口服氟康唑 150mg。则 72 小时后加服一次。症状严重者,局部应用低浓度糖皮质激素软膏或唑类霜剂。

(2)复发性外阴阴道假丝酵母菌病(recurrent

vulvovaginal candidiasis,RVVC) 的治疗：一年内有症状并经真菌学证实的 VVC 发作 4 次或以上,称为 RVVC,发生率约 5%。多数患者复发机制不明确。抗真菌治疗分为初始治疗及巩固治疗。根据培养和药物敏感试验选择药物。在初始治疗达到真菌学治愈后,给予巩固治疗至半年。初始治疗若为局部治疗,延长治疗时间为 7~14 日;若口服氟康唑 150mg,则第 4 日、第 7 日各加服 1 次。巩固治疗方案：目前国内外尚无成熟方案,可口服氟康唑 150mg,每周 1 次,连续 6 个月;也可根据复发规律,在每月复发前给予局部用药巩固治疗。

在治疗前应做真菌培养确诊。治疗期间定期复查监测疗效及药物副作用,一旦发现副作用,立即停药。

(3)妊娠合并外阴阴道假丝酵母菌病的治疗：局部治疗为主,以 7 日疗法效果为佳,禁用口服唑类药物。

4. **性伴侣治疗** 无需对性伴侣进行常规治疗。约 15% 男性与女性患者接触后患有龟头炎,对有症状男性应进行假丝酵母菌检查及治疗,预防女性重复感染。

5. **随访** 若症状持续存在或诊断后 2 个月内复发者,需再次复诊。对 RVVC 在结束治疗后 7~14

日、1个月、3个月和6个月时建议同时进行真菌培养。

## 第六节 细菌性阴道病

【概述】阴道内有大量不同的细菌,由于临床及病理特征无炎症改变并非阴道炎,称阴道病。

【病因】阴道内正常寄生的细菌生态平衡失调。乳杆菌减少,其他细菌大量繁殖。

【临床表现】10%~40% 患者临床无症状,阴道分泌物增多,有恶臭味(厌氧菌繁殖产生胺类物质),外阴瘙痒或烧灼感。分泌物呈灰白色,均匀一致,稀薄,黏度很低。

【诊断】以下 4 项中 3 项阳性诊断为细菌性阴道病。

1. **白带** 匀质、稀薄的阴道分泌物。

2. **pH 值** 阴道口 pH 值>4.5(多为 5.0~5.5)。

3. **气味** 胺臭。

胺臭味试验(+): 阴道分泌物放在玻片上,加入 10% 氢氧化钾 1~2 滴,产生一种烂鱼肉样腥臭气味。

4. **细胞** 线索细胞。

线索细胞:阴道脱落的表层细胞,边缘贴附大量颗粒状物即加德纳尔菌,细胞边缘不清。

【治疗】

1. **全身用药** 甲硝唑 400mg,2~3 次 /d,共 7 天,有效率达 82%~97%。克林霉素 300mg,每天 2 次,连服 7 天。

2. **阴道用药** 甲硝唑 400mg,1 次 /d,共 7 天;2% 克林霉素软膏涂布,每晚 1 次,连用 7 天。

3. **阴道冲洗** 过氧化氢溶液冲洗阴道,1 次 /d,共 7 天;或用 1% 乳酸液或 0.5% 醋酸液冲洗阴道,改善阴道内环境以提高疗效。

## 第七节 萎缩性阴道炎

【概述】绝经后的老年妇女,因卵巢功能衰退,雌激素水平降低,阴道壁萎缩,黏膜变薄,上皮细胞内糖原含量减少,阴道内 pH 值增高,局部抵抗力降低,致病菌容易入侵繁殖引起炎症。

【病因】老年卵巢功能衰退、手术切除双侧卵巢、卵巢早衰、盆腔放疗后、长期闭经、长期哺乳,局部抵抗力降低。

【临床表现】

1. 白带增多、稀薄、外阴瘙痒、灼热感。严重者呈血样脓性白带。

2. 检查阴道呈老年性改变,上皮萎缩,皱襞消失,上皮变平滑、菲薄。阴道黏膜充血,有出血点,有时见浅表溃疡。

【诊断】根据年龄 + 临床表现,应排除其他阴道炎疾病才能诊断。与阴道恶性肿瘤鉴别。

【治疗】原则:增加阴道抵抗力、抑制细菌的生长。

1. **增加阴道酸度**　用 1% 乳酸液或 0.1%~0.5% 醋酸液冲洗阴道,1 次 /d,抑制细菌生长繁殖。

2. 甲硝唑、氧氟沙星,放于阴道深部,1 次 /d,7~10 天为 1 疗程。

3. 用雌激素局部和全身给药(乳癌、子宫内膜癌患者禁用雌激素)。

# 第八节　婴幼儿阴道炎

【概述】婴幼儿阴道炎常见于 5 岁以下幼女,多与外阴炎并存。因幼女外阴发育差,缺乏雌激素,阴道上皮菲薄,抵抗力低,易受感染。

【病因】①外阴发育差;②阴道环境特殊;③卫生习惯不良;④阴道异物。

【临床表现】

1. 阴道分泌物增加,呈脓性。

2. 外阴瘙痒,患儿哭闹、烦躁不安或用手搔抓外阴,部分患儿排尿时分道。

3. **检查** 外阴、阴蒂、尿道口、阴道口黏膜充血、水肿,有脓性分泌物自阴道口流出。外阴表面可见溃疡,小阴唇可见粘连,粘连的小阴唇遮盖阴道口及尿道口,只在其上、下方留有一小孔,尿自小孔排出。并做肛诊排除阴道异物及肿瘤。

【诊断】根据症状＋查体所见,详细询问病情,做细菌培养。

【治疗】

1. 保持外阴清洁、干燥,减少摩擦。

2. 选择相应抗生素治疗,用吸管将抗生素溶液滴入阴道。

3. **对症处理** 驱蛲虫治疗;小阴唇粘连者分离,涂抗生素软膏;取出阴道有异物。

（钟沅月　张　睿）

# 第八章

# 宫颈炎

## 第一节　急性宫颈炎

【病原体】葡萄球菌、链球菌、肠球菌等、淋病奈瑟菌、沙眼衣原体。

【临床表现】

1. **症状**　分泌物增多,脓性黏液,外阴瘙痒,腰酸及下腹部坠痛、泌尿系统感染(尿急、尿频、尿痛)。经量增多、经间期出血、性交后出血。

2. **体征**　宫颈充血、水肿、糜烂,脓性黏液、宫颈触痛、接触性出血。

【诊断】

1. **临床诊断**　宫颈充血、水肿,脓性分泌物

2. **实验室诊断**　宫颈黏液较多中性多核白细胞。

3. **病原体诊断**　革兰氏染色、分泌物培养、聚合酶链反应、酶联免疫吸附试验、单克隆抗体免疫荧

光、DNA 杂交技术。

【治疗】原则：针对病原体、及时、足量、规范、彻底，同时治疗性伴侣。

急性淋病奈瑟菌性宫颈炎：大剂量、单次给药（头孢曲松钠 250mg，肌内注射；头孢克肟 400mg，口服；头孢唑肟 500mg，肌内注射；头孢西丁钠 2g，肌内注射；或头孢呋辛钠 1g，口服）。

急性衣原体宫颈炎：四环素类、红霉素类及喹诺酮类（多西环素 100mg，口服，2 次 /d，连用 7 天；或阿奇霉素 1g。单次口服；环丙沙星 250mg，口服，2 次 /d，连用 7 天；红霉素 500mg，4 次 /d，口服，连用 7 天）。

## 第二节　慢性宫颈炎

【病原体】葡萄球菌、链球菌、大肠埃希菌及厌氧菌、单纯疱疹病毒。

【病理】

宫颈糜烂、宫颈肥大、宫颈息肉、宫颈腺囊肿、宫颈黏膜炎。

【临床表现】

1. **症状**　阴道分泌物增多、血性白带或性交后出血、腰骶部疼痛、盆腔部下坠痛、不孕。

2. **体征** 宫颈糜烂、肥大、质较硬、息肉、裂伤、外翻、囊肿。

【诊断】临床诊断必须作宫颈刮片、阴道镜检查及活体组织检查，与 CIN 病变或早期宫颈癌鉴别。

【预防】治疗急性宫颈炎、避免分娩时或器械损伤宫颈、发现宫颈裂伤应及时缝合。

【治疗】

1. **局部治疗** 物理治疗、药物治疗及手术治疗。

2. **物理治疗** 电熨法、激光治疗、冷冻治疗、红外线凝结疗法、微波疗法（物理治疗注意事项月经干净后 3~7 天内进行，急性生殖器炎症者禁忌治疗）。创面尚未完全愈合期间（4~8 周）禁盆浴、性交和阴道冲洗。注意有无颈管狭窄。

3. **药物治疗** 用于糜烂面积小和炎症浸润较浅的病例，硝酸银、铬酸腐蚀、中药散剂、干扰素。

4. **全身治疗** 药敏试验，采用静脉抗感染药物。

5. **手术治疗** 息肉摘除术、宫颈锥切术。

（陈志辽 张 睿）

# 第九章

## 盆腔炎症

盆腔炎为女性内生殖器及其周围的结缔组织、盆腔腹膜发生的炎症。急性盆腔炎发展可引起弥漫性腹膜炎败血症、感染性休克，严重者可危及生命。如在急性期未能得到彻底治愈，则转为反复发作，严重影响健康、生活及工作。

### 第一节　急性盆腔炎

【病因】当自然防御功能遭到破坏，或集体免疫功能降低、内分泌发生变化或外源性病原体侵入，均可导致炎症发生。

【病理】急性子宫内膜炎及子宫肌炎，急性输卵管炎与输卵管积脓、输卵管卵巢脓肿，急性盆腔腹膜炎，急性盆腔结缔组织炎，败血症及脓毒败血症，肝周围炎。

【临床表现】

1. 下腹痛、发热、寒战、高热、头痛、食欲缺乏。

2. 经量增多、经期延长，非月经期发病可有白带增多。

3. 若有腹膜炎，表现为消化系统症状：恶心、呕吐、腹胀、腹泻。

4. 若有脓肿形成，表现为腹部包块及局部压迫刺激症状。

5. 包块位于前方，表现为膀胱刺激症状：排尿困难、尿频、尿痛。

6. 包块位于后方，表现为直肠刺激症状：腹泻、里急后重感和排便困难。

【诊断】病史＋症状＋体征，血常规、尿常规、宫颈管分泌物及后穹窿穿刺物检查。

1. 临床诊断标准

(1)下腹压痛伴或不伴反跳痛。

(2)宫颈或宫体举痛或摇摆痛。

(3)附件区压痛。

2. 辅助诊断标准

(1)宫颈分泌物培养、革兰氏染色涂片淋病奈瑟菌阳性或沙眼衣原体阳性。

(2)体温超过 38℃；血 WBC 总数>$10 \times 10^9$/L。

(3)后穹窿穿刺抽出脓性液体。

(4)双合诊或 B 型超声检查发现盆腔脓肿或炎性包块。

### 3. 腹腔镜下肉眼诊断标准

(1)输卵管表面明显充血。

(2)输卵管壁水肿。

(3)输卵管伞端或浆膜面有脓性渗出物。

【鉴别诊断】与急性阑尾炎、输卵管妊娠流产或破裂、卵巢囊肿蒂扭转或破裂。

【预防】

1. 经期、孕期及产褥期的卫生。

2. 手术无菌操作,术后预防感染。

3. 及时治疗急性盆腔炎,防止转为慢性盆腔炎。

4. 注意性生活卫生。

【治疗】

1. **支持疗法**　半卧位;给予高热量、高蛋白、高维生素流质或半流食,补充液体。注意纠正电解质紊乱、酸碱失衡,必要时少量输血。高热时采用物理降温。避免不必要的妇科检查,腹胀行胃肠减压。

2. **药物治疗**　药敏试验,合理使用药物,兼顾需氧菌及厌氧菌。

急性盆腔炎的病原体多为需氧菌、厌氧菌、衣原体的混合感染,需联合用药。见附录 1。

（1）联合用药的配伍原则：须合理，药物种类要少，毒性要小。抗生素的应用要求达到足量，且须注意毒性反应，根据药敏试验结果与临床治疗反应，予以调整，静脉用药疗效快。

（2）配伍方案

1）青霉素／红霉素＋氨基糖苷类药物＋甲硝唑联合。

2）第一代头孢菌素＋甲硝唑联合。

3）克林霉素／林可霉素＋氨基糖苷类药物（庆大霉素或阿米卡星）联合。

4）第二代头孢菌素／相当于第二代头孢菌素的药物。

5）第三代头孢菌素／相当于三代头孢菌素的药物。

6）哌拉西林钠药物。

7）喹诺酮类药物／甲硝唑联合。

### 3. 手术治疗

（1）手术指征

1）药物无效：用药 48~72 小时，体温持续不降，中毒症状加重、包块增大者。

2）输卵管积脓或输卵管卵巢脓肿：治疗病情有好转，控制炎症数天，肿块未消失。

3）脓肿破裂：突然腹痛加剧，寒战、高热、恶心、呕吐、腹胀,急腹症、中毒性休克。

(2)手术原则:切除病灶为主。①年轻女性,尽量保留卵巢,保守性手术为主;②年龄大、双侧附件受累或附件脓肿屡次发作者,行全子宫及双附件切除术。③极度衰弱危重患者:根据脓肿位置经阴道或下腹部切开排脓引流。

1)阴道切开排脓:脓肿位置低、突向阴道后穹窿。

2)腹股沟韧带上方切开排脓:脓肿位置较高、表浅,脓肿向上延伸超出盆腔,髂凹处可扪及包块。

4. **中药治疗** 活血化瘀、清热解毒(银翘解毒汤、安宫牛黄丸、紫血丹)。

## 第二节 慢性盆腔炎

【**病因**】急性盆腔炎病程迁延所致、慢性盆腔炎急性发作。

【**病理**】慢性输卵管炎与输卵管积水、输卵管卵巢炎及输卵管卵巢囊肿、慢性盆腔结缔组织炎。

【**临床表现**】

1. **症状**

(1)全身症状:低热,疲倦,神经衰弱。

(2)盆腔瘢痕粘连、充血:性交后、月经前后下腹部坠胀、疼痛及腰骶部酸痛。

(3)卵巢功能损害:经量增多,月经失调,不孕。

2. **体征** 子宫后倾后屈,固定。

(1)输卵管炎:索状的增粗输卵管,轻度压痛。触及囊性肿物,活动多受限。

(2)盆腔结缔组织炎:附件区片状增厚、压痛,宫骶韧带常增粗、变硬,有触痛。

【诊断】急性盆腔炎史 + 症状 + 体征。

【鉴别诊断】盆腔充血、阔韧带内静脉曲张、子宫内膜异位症、卵巢囊肿和肿瘤。

【预防】注意个人卫生,锻炼身体,彻底治疗急性盆腔炎。

【治疗】①一般治疗;②中药治疗;③物理疗法;④其他药物治疗:糜蛋白酶、透明质酸酶、抗生素 + 地塞米松;⑤手术治疗。

手术指征:①肿块(输卵管积水或输卵管卵巢囊肿);②感染灶反复炎症急性发作。

术式:单侧附件切除术,全子宫切除术加双附件切除术。年轻妇女保留卵巢功能。

# 第三节 生殖器结核

【概述】由结核分枝杆菌引起的女性生殖器炎

症,称生殖器结核(结核性盆腔炎)。

【临床表现】不少患者可无症状,有的患者则症状较重。

1. **不孕**

2. **月经失调**　月经稀少或闭经。

3. **下腹坠痛**　盆腔炎症和粘连,不同程度的下腹坠痛,经期加重。

4. **全身症状**　发热、盗汗、乏力、食欲缺乏、体重减轻等。

【诊断】

该病阳性体征不多,易被忽略。

详细询问病史,尤其当患者有原发不孕、月经稀少或闭经。

未婚女青年有低热、盗汗、盆腔炎或腹水。

慢性盆腔炎久治不愈。

既往有结核病接触史或本人曾患肺结核、胸膜炎、肠结核,应考虑有生殖器结核的可能。

【治疗】

1. **支持疗法**　急性患者卧床休息(至少3个月),慢性患者可以从事部分轻工作,但要注意劳逸结合,加强营养,适当参加体育锻炼,增强体质。

2. **抗结核药物治疗**　90% 有效。

(1)治疗原则:早期、联合、规律、适量、全程。既往多采用 1.5~2 年的长疗程治疗,近年采用利福平、异烟肼、乙胺丁醇、链霉素及吡嗪酰胺等抗结核药物联合治疗,将疗程缩短为 6~9 个月。

(2) 常用抗结核药物:①利福平;②异烟肼;③链霉素;④乙胺丁醇;⑤吡嗪酰胺。

(3) 治疗方案:目前推行短疗程药物治疗,前 2~3 个月用强化治疗,后 4~6 个月用间歇疗法。

1) 每天链霉素、异烟肼、利福平、吡嗪酰胺四种药联合应用 2 个月,后 4 个月连续应用异烟肼、利福平(2SHRZ/4HR)。或后 4 个月用异烟肼、利福平、乙胺丁醇(2SHRZ/4H3R3)。

2) 每天链霉素、异烟肼、利福平、吡嗪酰胺四种药联合应用 2 个月,然后每周 3 次应用异烟肼、利福平、乙胺丁醇(2SHRZ/6HRE),连续 6 个月。

3. **手术治疗**

(1) 盆腔包块不能完全消退,特别是不能除外恶性肿瘤者。

(2) 治疗无效或治疗后又反复发作者;子宫内膜结核药物治疗无效者均应行手术治疗。

(3) 为避免手术时感染扩散及减轻粘连对手术有利。

术前用抗结核药物 1~2 个月,术后继续用抗结核药物治疗,以达彻底治愈。

手术以全子宫及双侧附件切除术为宜,对年轻妇女应尽量保留卵巢功能。由于生殖器结核所致的粘连常较广泛而紧密,术前应口服肠道消毒药物并作清洁灌肠,术时应注意解剖关系,避免损伤。

**(张 睿 陈志辽)**

# 第十章

## 外阴肿瘤

### 第一节　外阴良性肿瘤

平滑肌瘤、纤维瘤、脂肪瘤、乳头瘤、汗腺瘤(神经纤维瘤、淋巴管瘤、血管瘤等更少见)。

#### 一、平滑肌瘤

有蒂或突出于皮肤表面
1. **镜下**　平滑肌细胞排列成束状。
2. **治疗**　有蒂肌瘤局部切除或深部肌瘤摘除。

#### 二、纤维瘤

表面可有溃疡和坏死。
1. **镜下**　波浪状或相互盘绕的胶质束和成纤维细胞。
2. **治疗**　沿肿瘤根部切除。

### 三、脂肪瘤

圆形分叶状。

1. **镜下** 成熟的脂肪细胞间有纤维组织。

2. **治疗** 小脂肪瘤无需处理;较大日常生活困难,可手术切除。

### 四、乳头瘤

乳头瘤表面因反复摩擦可破溃、出血、感染。

1. **镜下** 指状疏松纤维基质,其上有增生的鳞状上皮覆盖。

2. **治疗** 2%~3%有恶变倾向,应手术切除。恶变时,应作广泛的外阴切除。

### 五、汗腺瘤

汗腺上皮增生而成。良性,极少恶变。病理确诊后局部切除。

## 第二节 外阴上皮内瘤样病变

外阴上皮内瘤样病变(VIN)很少发展为浸润癌。60岁以上或伴有免疫抑制的年轻患者可转变为浸润癌。

【病因】 迄今未明,80%VIN 伴有 HPV(16 型)感染。

危险因素:性病、肛门 - 生殖道瘤样病变、免疫抑制、吸烟。

【临床表现】

1. **症状** 无特异性,瘙痒、皮肤破损、烧灼感、溃疡。

2. **体征** 丘疹或斑点,灰白或粉红色,少数为略高出表面的色素沉着。

【诊断】

1. **病理检查** 根据病情决定取材深度,一般不需达皮下脂肪层。排除浸润癌。

2. **病理学诊断与分级**

(1)鳞状上皮内瘤样病变 3 级:VIN Ⅰ:即轻度不典型增生;VIN Ⅱ:即中度不典型增生;VIN Ⅲ:即重度不典型增生及原位癌。

(2)非鳞状上皮内瘤样病变:外阴 Paget 病,其病理特征为基底层可见大而不规则的圆形、卵圆形或多边形细胞。

【治疗】

1. **药物治疗** 5% 氟尿嘧啶(5-Fu)软膏,外阴病灶涂抹,每天 1 次。

2. **激光治疗** 此法治疗后能保留外阴外观,疗效较好。

# 第三节　外阴恶性肿瘤

## 一、外阴鳞状细胞癌

【概述】最常见的外阴癌,占外阴恶性肿瘤的80%~90%。多见于 60 岁以上妇女。

【临床表现】

1. **症状**　不易治愈的外阴瘙痒和各种不同形态的肿物,如结节状、菜花状、溃疡状。肿物合并感染或较晚期癌可出现疼痛、渗液和出血。

2. **体征**　癌灶可生长在外阴任何部位:大阴唇最多见,其次为小阴唇、阴蒂、会阴、尿道口、肛门周围等。早期局部丘疹、结节或小溃疡;晚期见不规则肿块,伴或不伴破溃或呈乳头样肿瘤,有时见"相吻病灶"。若癌灶已转移腹股沟淋巴结,可扪及一侧或双侧腹股沟淋巴结增大、质硬、固定。

【临床分期】外阴癌的分期(FIGO,2009)见附录 4。

【诊断】根据组织病理检查,诊断不难。

【预防】注意外阴部清洁卫生,每天清洗外阴部;积极治疗外阴瘙痒,外阴出现结节、溃疡或色素减退疾病,应及时就医,对症治疗。

【治疗】手术治疗为主,辅以放射治疗与化学药物治疗。

### 1. 手术治疗

(1) 0 期:单侧外阴切除。

(2) Ⅰ期:外阴广泛切除及病灶同侧或双侧腹股沟淋巴结清扫术。

(3) Ⅱ期:外阴广泛切除及双侧腹股沟、盆腔淋巴结清扫术。

(4) Ⅲ期:同Ⅱ期或加尿道前部切除与肛门皮肤切除。

(5) Ⅳ期:外阴广泛切除、直肠下段和肛管切除、人工肛门形成术及双侧腹股沟、盆腔淋巴结清扫术。癌灶浸润尿道上段与膀胱黏膜,则需作相应切除术。

### 2. 放疗

外阴鳞癌虽对放射线敏感,但外阴正常组织对放射线耐受性差,使外阴癌灶接受剂量难以达到最佳放射剂量。但由于放疗设备和技术的改进,放疗副作用已明显降低。

放疗指征

(1) 不能手术或手术危险性大的、癌灶范围大不可能切净或切除困难者。

(2) 晚期病例先行放疗,待癌灶缩小后,行较保守的手术。

(3)复发可能性太的,如淋巴结(+)、手术切端癌细胞残留,病灶靠近尿道及直肠近端。既要保留这些部位,又要彻底切除病灶者,可加用放疗。放疗采用体外放疗($^{60}$钴、直线加速器或电子加速器)与组织间插植放疗(放射源针插入癌灶组织内)。

3. **化疗** 抗癌药可作为较晚期癌或复发癌的综合治疗手段。常用药物有阿霉素类、顺铂类、博莱霉素、氟尿嘧啶和氮芥等。为提高局部药物浓度,也可采用盆腔动脉灌注给药。

【预后】预后与病灶大小、部位、细胞分化程度、有无淋巴结转移、治疗措施等有关。无淋巴结转移的Ⅰ、Ⅱ期外阴癌手术治愈率>90%;淋巴结阳性者,治愈率仅为30%~40%,预后差。

【随访】

第1年:第1~6个月→1次/月;第7~12个月→1次/2月。

第2年:1次/3个月。

第3~4年:1次/6个月。

第5年后:1次/年。

## 二、外阴恶性黑色素瘤

【概述】占外阴恶性肿瘤的2%~3%,来源于复合痣,见于小阴唇、阴蒂。

【临床表现】病灶稍隆起,有色素沉着,结节状或表面有溃疡;患者常诉外阴瘙痒、出血、色素沉着范围增大。

【诊断】典型者诊断并不困难,病理检查可确诊。

【治疗】外阴根治术及腹股沟淋巴结及盆腔淋巴结清扫术。

【预后】与病灶部位、大小、有无淋巴结转移、浸润深度、尿道及阴道是否波及、远处有无转移、手术范围等有关。由于外阴部黑痣有潜在恶变可能,应及早切除,切除范围应在病灶外 1~2cm 处,深部应达正常组织。

## 三、外阴基底细胞癌

【概述】很少见,55 岁以上妇女,来源于表皮的原始基底细胞或毛囊。

【临床表现】大阴唇有小肿块,发展缓慢,很少侵犯淋巴结。镜下见基底细胞排列呈腺圈状,中央为间质,有黏液变性。外阴部见一个病灶,应检查全身皮肤有无基底细胞瘤。本病很少转移,但伴其他原发性恶性肿瘤如乳房、胃、直肠、肺、宫颈、子宫内膜及卵巢癌等。与前庭大腺癌相鉴别。

【治疗】较广切除局部病灶,不需作外阴根治术及腹股沟淋巴结清扫术。单纯局部切除后约20%局部会复发,需再次手术。

(陈志辽 张 睿)

# 第十一章

# 宫颈癌

【概述】最常见的妇科恶性肿瘤，年龄分布呈双峰状，35~39岁和60~64岁，平均年龄为52.2岁。

【病因】迄今未明。与早婚(20岁前)、性生活紊乱、过早性生活(18岁前)、与高危男子(患阴茎癌、前列腺癌或其前妻曾患宫颈癌)有性接触、早年分娩、密产、多产、经济状况、种族和地理环境有关。人乳头瘤病毒、单纯疱疹病毒Ⅱ型、人巨细胞病毒可能有一定关系。

宫颈上皮内瘤样病变(CIN)：

CIN Ⅰ级，异型细胞局限在上皮层的下1/3。

CIN Ⅱ级，异型细胞局限在上皮层的下1/3~2/3。

CIN Ⅲ级，异型细胞几乎累及或全部累及上皮层，宫颈重度不典型增生及宫颈原位癌。

宫颈上皮化生过度活跃，外来致癌物质刺激，或

CIN继续发展,异型细胞突破上皮下基底膜,累及间质,则形成宫颈浸润癌。

**【转移途径】**

1. **直接蔓延** 最常见。

2. **淋巴转移**

(1)一级组:宫旁、宫颈旁或输尿管旁、闭孔、髂内、髂外淋巴结。

(2)二级组:髂总、腹股沟深、浅及腹主动脉旁淋巴结。

3. **血行转移** 很少见(肺、肾或脊柱)。

**【临床分期】**子宫颈癌的临床分期(FIGO 2009)见附录4。

**【临床表现】**

1. **症状**

(1)阴道流血:接触性出血。

(2)阴道排液:大量脓性或米汤样恶臭白带。

(3)晚期癌的症状:压迫引起尿频、尿急、肛门坠胀、大便秘结、里急后重、下肢肿痛、输尿管梗阻、肾盂积水、尿毒症、恶病质。

2. **体征**

(1)外生型:宫颈赘生物息肉状或乳头状突起。

(2)内生型:宫颈肥大、质硬,宫颈管膨大如桶状,宫颈表面光滑或有浅表溃疡。

【诊断】病史＋临床表现(接触性出血者)。辅助检查包括以下内容。

1. **宫颈刮片细胞学检查**

2. **碘试验**　瘢痕、囊肿、宫颈炎、宫颈癌鳞状上皮缺乏糖原,均不染色。

3. **固有荧光诊断法**　宫颈表面呈紫色或紫红色为阳性。

4. **阴道镜检查**

5. **宫颈组织活检**　宫颈活检阴性时,应用小刮匙搔刮宫颈管病检。

6. **宫颈锥切术**　宫颈组织分成 12 块,每块作 2~3 张切片检查以确诊。

7. **其他检查**　X 线片、淋巴造影、膀胱镜、直肠镜确定临床分期。

【鉴别诊断】宫颈糜烂、宫颈息肉、宫颈结核、宫颈乳头状瘤、子宫内膜癌转移癌。

【预防】

1. 普及防癌知识。

2. **发挥防癌保健网作用**　普查 1 次/1~2 年,做到早发现、早诊断和早治疗。

3. 积极治疗中、重度宫颈糜烂和 CIN 病变。

【处理】临床分期＋年龄＋全身情况＋设备条件＋医疗技术水平决定。常用手术、放疗、化疗综合治疗。

### 1. CIN 病变

（1）CIN Ⅰ 按炎症处理，每 3~6 个月随访刮片，必要时活检。

（2）CIN Ⅱ 选用电熨、激光、冷凝或宫颈锥切术进行治疗，术后随访 1 次／每 3~6 个月。

（3）CIN Ⅲ 行子宫全切术，术后定期随访（要求生育，可行宫颈锥切术）。

### 2. 宫颈浸润癌

（1）手术治疗：适应证：Ⅰ～Ⅱa 期患者，无严重内外科合并症，无手术禁忌证，年龄不限，需根据全身情况能否耐受手术而定；肥胖患者根据术者经验及麻醉条件而定。

Ⅰ期：采用经腹全子宫切除术，卵巢正常者应予保留。

Ⅰa 期：子宫根治术，卵巢正常者应予保留。如淋巴管、血管中有瘤栓者，应清除盆腔淋巴结。

Ⅰb～Ⅱa 期：采用子宫根治术及盆腔淋巴结切除，卵巢正常者应予保留。

（2）放射治疗：①腔内。后装治疗机，放射源为 $^{137}$铯（Cs）、$^{192}$铱（Ir）等。②体外。直线加速器、$^{60}$钴（Co）等。

1）腔内放疗（主）＋体外照射（辅）：早期病例、控制局部病灶。

(2)体外照射(主)+腔内放疗(辅):晚期病例、治疗盆腔淋巴结及宫旁组织病灶。

(3)放疗并发症

A. 近期反应:放射性直肠炎和膀胱炎,一般多能自愈。

B. 远期反应:在1~3年后出现,缺血引起直肠溃疡、狭窄及血尿,形成直肠阴道瘘及膀胱阴道瘘等。

【预防】避免放疗过量及正确放置放射源。

**1. 手术及放射综合治疗**

(1)较大病灶,术前先放疗,待癌灶缩小后再行手术。

(2)术后证实淋巴结、宫旁组织、切缘有癌细胞残留,放疗作为手术后的补充治疗。

**2. 化疗** 晚期、复发转移、手术或放疗的辅助治疗。

(1)药物:顺铂、卡铂、环磷酰胺、异环磷酰胺、氟尿嘧啶、博莱霉素。

(2)鳞癌方案:PVB方案(顺铂、长春新碱与博莱)、BCP方案(博莱霉素、异环磷酰胺、顺铂)。

(3)腺癌方案:PM方案(顺铂与丝裂霉素)、FCP(氟尿嘧啶、异环磷酰胺与顺铂)。

【预后】与临床期别、病理类型、治疗方法有关。

早期时手术与放疗效果相近,腺癌放疗效果不如鳞癌。

淋巴结无转移者,预后好。

晚期死因:①尿毒症;②出血;③感染;④恶病质。

【随访】内容包括临床检查＋胸透＋血常规＋SCCA。

第 1 年:第 1 个月复查后,1 次/(2~3)个月。

第 2 年:1 次/(3~4)个月。

第 3~5 年:1 次/6 个月。

第 6 年:1 次/12 个月。

**【宫颈癌合并妊娠注意事项】**

**1. 妊娠期阴道流血** 需阴道窥器检查。

**2. 有可疑病变** 细胞学检查、阴道镜检查、宫颈活检,以免漏诊和误诊。

**3.** 妊娠宫颈锥切术可导致不良后果(手术应在妊娠中期,流产率高达 33% 以上)。

**4. 妊娠期移行带区出现 CIN/原位癌** 不必处理,产后能恢复正常。

**5. 宫颈癌Ⅰa 期合并妊娠的处理**

(1)Ⅰa 期:间质浸润深度<3mm,无脉管浸润

者,可维持妊娠至足月,经阴道分娩;若不需再生育者,于产后 6 周行全子宫切除术。

(2) Ⅰa 期:间质浸润深度为 3~5mm,伴脉管浸润者,妊娠也可维持至足月。分娩方式采用剖宫产,同时行子宫根治术及盆腔淋巴结清扫术。

**6. 宫颈癌Ⅰb 期合并妊娠** 一经确诊,尽快行子宫根治术及盆腔淋巴结清扫术。

**7. 宫颈癌Ⅱ~Ⅳ期合并早期妊娠** 先行体外照射,待胎儿自然流产后再给腔内放疗;中、晚期妊娠者,应先剖宫取胎,然后给予常规体外及腔内放疗。

(陈志辽　张　睿)

# 第十二章

## 子宫肿瘤

### 第一节 子宫肌瘤

【概述】常见于 30~50 岁女性,30 岁以上发病率 20%,恶变率 0.4%~0.8%。

【病因】未明。与雌激素、孕激素、遗传相关。

【临床表现】

1. **分类** 宫体肌瘤、宫颈肌瘤,肌壁间肌瘤、浆膜下肌瘤、黏膜下肌瘤。

2. **症状** ①无症状;②经量多;③经期长;④白带多;⑤尿频;⑥下腹胀;⑦便秘;⑧腰酸;⑨腹痛。

3. **体征** ①下腹部包块;②子宫增大;③宫颈口带蒂肿物。

【辅助检查】① B 超;②宫腔镜;③腹腔镜;④子宫输卵管造影。

【诊断要素】病史 + 症状 + 体征。

【鉴别诊断】①卵巢肿瘤;②子宫腺肌症;③子宫恶性肿瘤(子宫肉瘤、子宫内膜癌、子宫颈癌);④巧克力囊肿;⑤盆腔炎症包块;⑥子宫畸形;⑦妊娠子宫。

【治疗】根据年龄、生育、症状、肌瘤部位、大小、数目考虑。

1. **随诊**　小肌瘤、无症状者,每 3~6 个月复查 B 超,增大应<2cm。

2. **药物**　①雄激素(丙睾,肌内注射 25mg/d,每 5 天 1 次,每月总量不超过 300mg);② GnRH-a(亮丙瑞林 3.75mg,每月皮下注射 1 次,3~6 个月);③米非司酮(口服 12.5mg/d)。

3. **手术指征**　①疑有肉瘤变;②经量大贫血;③压迫膀胱直肠;④腹痛;⑤药物随访失败;⑥不孕。

手术方式:(开腹、宫腔镜下、腹腔镜下)肌瘤剔除、子宫切除。

【相关知识】

1. **病理**　肌瘤周围肌纤维形成假包膜。切面漩涡或编织状结构。

2. **妊娠合并肌瘤**　0.3%~0.5% 妊娠合并肌瘤,易红色变性,保守治疗。

3. **栓塞治疗**　子宫动脉栓塞使肌瘤变性吸收。

**4. 肌瘤变性** ①玻璃样变;②囊性变;③红色样变;④肉瘤样变;⑤钙化。

# 第二节 子宫内膜癌

【概述】子宫体癌为子宫发生的癌症,约占女性癌症总数的 7%,占女性生殖道恶性肿瘤的 20%~30%,近年发病率,多为腺癌。

【病因】迄今未明。

**1. 雌激素长期刺激,无孕酮拮抗** 无排卵性功血、多囊卵巢综合征、功能性卵巢肿瘤、长期服用雌激素。

**2. 内膜增生过长** 单纯型变成内膜癌约 1%;复杂型约 3%;不典型增生为 30%。

**3. 高危因素** 肥胖、高血压、糖尿病、未婚、少产的妇女。

**4. 绝经后延** 危险性增加 4 倍。

**5. 遗传因素** 约 20% 有家族史。

【转移途径】

**1. 直接蔓延** 至宫角、输卵管、卵巢,向下至宫颈管、阴道。种植在盆腔、大网膜。

**2. 淋巴转移(主要途径)**
宫底部→经骨盆漏斗韧带→卵巢→腹主动脉旁

淋巴结。

宫角部→圆韧带→腹股沟淋巴结。

子宫下段、宫颈管癌灶→宫旁→髂内、髂外→髂总淋巴结。

子宫后方→沿宫骶韧带→直肠淋巴结。

子宫前方→膀胱→逆行引流到阴道前壁。

3. **血行转移** 少见,转移至肺、肝、骨。

【临床分期】子宫内膜癌的手术 - 病理分期(FIGO 2014)见附录 4。

【临床表现】

1. **症状** 极早期无明显症状,常见:①阴道流血;②阴道排液;③疼痛;④全身症状(贫血、消瘦、恶病质、发热、全身衰竭)。

2. **体征** 早期无明显异常。晚期时偶见癌组织自宫口脱出,子宫固定,宫旁或盆腔内扪及不规则结节状肿物。

【诊断】

1. **病史** 高危因素(老年、肥胖、绝经延迟、少育、不育、家族肿瘤史)。

2. **辅助检查**

(1)细胞学筛查:从宫腔吸取分泌物找癌细胞,阳性率达 90%。

(2)B 超:可作出肌层浸润程度的诊断。

(3)子宫镜检查：可直视并取病检。

(4)MRI、CT、淋巴造影、CA125。

3. **诊断** 分段刮宫是最常用方法。先刮宫颈管，再进宫腔刮内膜，刮出物分瓶标记送病检。当刮出多量豆腐渣样组织疑为内膜癌时，只要刮出物够送病检，即应停止操作，以免穿孔。

4. **鉴别诊断** 围绝经期妇女月经紊乱或绝经后再现不规则阴道流血，均应先除外内膜癌后，再按良性疾病处理。

【预防】①宣传普查；②慎用雌激素；③围绝经期出血先排除内膜癌；④绝经后出血警惕内膜癌；⑤注意高危患者。

【治疗】考虑子宫大小、肌层浸润、宫颈管是否累及、癌细胞分化程度、全身情况，选择适合的治疗方法(手术、放疗、药物治疗)。

1. **手术治疗** 首选。

Ⅰ期：次广泛子宫切除 + 双侧附件切除术。淋巴结切除术指征如下。

(1)病理类型为透明细胞癌、浆乳癌、鳞状细胞癌、癌肉瘤、未分化癌。

(2)肿瘤直径>2cm。侵犯肌层深度 ≥ 1/2。

(3)髂总和腹主动脉旁淋巴结增大。

(4)子宫内膜样腺癌 $G_3$。

（5）病灶累及宫腔面积>50%。

Ⅱ期：广泛子宫切除术＋双侧附件切除术＋双侧盆腔、腹主动脉旁淋巴结切除术（当进入腹腔后应取腹水或腹腔冲洗液离心沉淀后找癌细胞）。

2. **手术加放射治疗** Ⅰ期患者腹水中找到癌细胞或深肌层已有癌浸润，淋巴结可疑或已有转移，手术后均需加用放射治疗。

Ⅱ、Ⅲ期患者根据病灶大小，可在术前加用腔内照射或体外照射（腔内放疗结束后 1~2 周内进行手术。体外照射结束 4 周后进行手术）。

3. **放射治疗（包括腔内照射及体外照射）** ①老年；②严重合并症不能耐受手术；③Ⅲ、Ⅳ期不宜手术者。

4. **孕激素治疗** 对晚期、复发癌患者，不能手术或年轻、早期、要求保留生育功能患者。人工合成的孕激素（甲羟孕酮、己酸孕酮）。用药剂量要大，至少用 10~12 周才能评价有无效果。

5. **抗雌激素药物** 他莫昔芬（一般剂量为 10~20mg，b.i.d.，长期或分疗程应用。能促使孕激素受体水平升高。副作用有潮热、畏寒、急躁等类似围绝经期综合征的表现；骨髓抑制表现，有头晕、恶心、呕吐、不规则阴道少量流血、闭经）。

6. **化疗** 晚期、不能手术、复发患者，可考虑使用化疗(阿霉素、氟尿嘧啶、环磷酰胺、丝裂霉素,单独或联合应用,可与孕激素应用)。

【随访】内容包括①三合诊;②阴道细胞学涂片;③胸片(6 个月 ~1 年);④ CA125;⑤ CT、MRI。

第 1~2 年,2~4 次/年。

第 3~5 年,1~2 次/年。

# 第三节 子宫肉瘤

【概述】恶性程度高,占子宫恶性肿瘤的 2%~4%。好发于围绝经期妇女,多发年龄为 50 岁左右。手术后复发率高,放疗和化疗不甚敏感,预后较差,5 年存活率为 30%~50%。

【症状】与子宫肌瘤或子宫内膜息肉的症状类似,无特殊症状。

1. **阴道不规则流血** 最常见(67%)。

2. **不适感** 下腹疼痛、下坠等(25%)。

3. **压迫症状** 压迫膀胱、直肠(尿急、尿频、尿潴留、便秘)。

压迫盆腔下肢静脉和淋巴回流,致下肢水肿。

4. **恶性中胚叶混合瘤** 常伴发肥胖、糖尿病、不育。

5. **晚期** 消瘦、全身乏力、贫血、低热。

【体征】

1. 与子宫肌瘤相似。

2. 肿物感染,有极臭分泌物,合并贫血,子宫增大,盆腔肿物。

3. 恶性中胚叶混合瘤形如息肉,可突出阴道内。

4. 1/3 患者下腹部有包块。

【辅助检查】

1. **彩超** 血供丰富,低阻血流。

2. **诊刮** 早期诊断子宫肉瘤的方法之一。

3. **术中剖视** 切面呈鱼肉状,必要时作冷冻病理快速切片检查。

【转移】

1. **血行播散** 平滑肌肉瘤的主要转移途径。低度恶性子宫内膜间质肉瘤的宫旁血管内瘤栓较为多见。

2. **直接浸润** 蔓延到子宫肌层或浆膜层,侵犯大网膜、腹膜、肠管表面、直肠和膀胱,类似于子宫内膜浆液性乳头状腺癌。

3. **淋巴结转移** 子宫恶性中胚叶混合瘤和高度恶性子宫内膜间质肉瘤较易发生淋巴结转移。

【分期】子宫肉瘤分期标准(FIGO,2009)见附录 4。

【治疗】手术治疗为主,辅以放疗、化疗。

### 1. 手术治疗

(1)筋膜外子宫切除术＋双附件切除术＋选择性盆腔和腹主动脉旁淋巴结切除术。

(2)腹腔冲洗液送细胞病检。

(3)晚期可切除大网膜,争取做到理想的肿瘤细胞减灭术。

(4)强调不宜保留卵巢,高度恶性子宫内膜间质肉瘤,术后易复发。

(5)晚期患者可做姑息性手术以缓解症状,术后辅助放疗和化疗。

### 2. 放射治疗

对内膜间质肉瘤及混合性中胚叶肉瘤的疗效比平滑肌肉瘤为好。术后辅助放疗有助于预防盆腔复发,提高 5 年生存率。

一般采用盆腔外照射(两野,56Gy)和阴道后装(20Gy)。

对于复发或转移的晚期患者,可行姑息性放疗。

### 3. 化疗

晚期平滑肌肉瘤患者、高度恶性子宫内膜间质肉瘤、子宫中胚叶混合瘤以及肉瘤复发患者,可辅助化疗。化疗以阿霉素的疗效最佳,其他异环磷酰胺、顺铂、足叶乙苷。

常用化疗方案:

(1)IAP 方案:异环磷酰胺＋表柔比星＋顺铂。

(2)VAC方案：长春新碱＋表柔比星＋环磷酰胺。

**4. 孕激素治疗**　孕、雌激素受体阳性患者,孕激素类药物有较好的反应。

(甲羟孕酮,甲地孕酮、己酸孕酮每天大剂量,应用时间1年)

**5. 复发子宫肉瘤的治疗**　Ⅰ期复发率为50%~67%,Ⅱ期复发率可高达90%。

(1)复发主张再次手术,术后辅以放疗、全身性化疗,选用孕激素。

(2)放疗:盆腔复发者最多,经放射治疗,可取得满意疗效。

（陈志辽　张 睿）

# 第十三章

## 卵巢肿瘤

### 第一节　卵巢肿瘤总论

发病率(9~17)/10 万，一旦出现症状多属晚期，治疗后 70% 的患者将会复发。卵巢上皮性癌 5 年生存率约 30%~40%，死亡率居妇科恶性肿瘤首位。卵巢恶性生殖细胞肿瘤的治疗效果有提高，死亡率从 90% 降至 10%。

【病因】迄今未明。

家族遗传、工业污染、环境、高胆固醇食物、不孕、少育、内分泌紊乱相关。

生育和避孕药可减少卵巢癌发生。

与乳腺 - 卵巢癌综合征、家族性卵巢癌、2 型 LYNCH 综合征、*BRCA1*、*BRCA2* 基因突变有关。

"卵巢癌三联症"：①年龄 40~60 岁；②卵巢功能障碍；③胃肠道症状。

## 【临床表现】

### 1. 症状

(1) 早期常无症状,晚期为腹胀、腹部肿块、腹水。

(2) 症状相关:①肿瘤的大小、位置、侵犯邻近器官的程度;②肿瘤的组织学类型;③有无并发症。压迫、浸润邻近组织所致。

(3) 腹膜、肠道播散、转移症状:腹水、消化道症状。

(4) 内分泌症状:性早熟、男性化、闭经、月经紊乱、绝经后出血。

(5) 急腹痛症状:肿瘤破裂、扭转。

### 2. 体征

(1) 全身检查:特别注意乳腺、区域淋巴结、腹部膨隆、肿块、腹水及肝、脾、直肠检查。

(2) 盆腔检查:双合诊和三合诊检查子宫及附件,注意附件肿块的位置、大小、形状、边界、质地、表面状况、活动度、触痛及直肠子宫陷凹结节。

(3) 可疑恶性体征:实性、双侧、肿瘤不规则、表面有结节、粘连、固定、不活动、腹水,特别是血性腹水、直肠子宫陷凹结节、生长迅速、恶病质,晚期可有大网膜肿块、肝脾大及消化道梗阻表现。

## 【并发症和处理】

### 1. 蒂扭转　急诊手术,不复位,钳夹切除附件,

防血栓脱落转移。

2. **破裂** 急诊手术,注意破裂口的病理,排除恶性。

3. **感染** 发热,白细胞升高,抗感染后手术。

4. **恶变** 短期迅速增大,及早手术。

【诊断】病史 + 体征、影像学:B 超、内镜、放射学、病理细胞学。

1. CAl25 高于 35U/L。

2. AFP 卵巢内胚窦瘤、未成熟畸胎瘤、混合性无性细胞瘤,>25μg/L。

3. hCG 卵巢绒毛膜癌。

4. **性激素** 分泌雌激素(颗粒细胞瘤、卵泡膜细胞瘤、浆液性瘤、黏液性瘤、纤维上皮瘤)。

【转移途径】种植、血道、淋巴道。

【治疗】手术、化疗。

放疗:无性细胞瘤高敏,颗粒细胞瘤中敏,残余瘤灶、淋巴结转移灶。

【预防】防癌普查、处理盆腔包块、口服避孕药、预防性卵巢切除(家族史、50 岁 HRT 治疗,消化道和乳腺肿瘤病史)。

【监测】

1. 临床症状、体征、全身及盆腔检查,强调随诊盆腔检查的重要性。

2. 肿瘤标志物 CA125、AFP、hCG。

3. 影像检查。B 超、CT 及 MRI(有条件者)。

4. 有条件者进行正电子发射显像(PET)检查。

5. 类固醇激素测定。雌激素、孕激素及雄激素(对某些肿瘤)。

6. 二次探查术。

【随访】

术后 1 年,1 次/月。

术后 2 年,1 次/3 个月。

术后 3 年,1 次/6 个月。

3 年以上者,1 次/年。

# 第二节　早、晚期卵巢癌处理

## 一、早期卵巢癌处理

早期卵巢上皮癌与复发有关的高危因素:①包膜破裂;②肿瘤表面生长;③低分化($G_3$);④与周围组织粘连;⑤透明细胞癌;⑥腹腔冲洗液阳性;⑦卵巢癌外转移。

### 1. 早期卵巢癌的术后化疗指征

(1)无精确手术分期,即未行大网膜切除和/或腹膜后淋巴结清除术。

(2)透明细胞癌。

(3)中分化或低分化肿瘤（$G_2$、$G_3$）。

(4)卵巢表面有肿瘤生长。

(5)肿瘤破裂或包膜不完整。

(6)肿瘤与盆腔粘连。

(7)腹水或腹腔冲洗液阳性。

2. 化疗方案及疗程　化疗方案不影响预后,应以紫杉醇和铂类药物为主,优先采用较为简便的化疗方案,如紫杉醇和卡铂（TP）或顺铂和环磷酰胺（PC）方案。疗程以 3~6 个为宜。

## 二、晚期卵巢上皮癌的处理

标准治疗模式：一开始就应该进行满意的肿瘤细胞减灭术,尽最大可能使残余肿瘤 <1cm。术后残余肿瘤 ≤1cm 和 >1cm,直接与患者预后相关。大约 50% 的Ⅲc 期患者可以进行满意的肿瘤细胞减灭术（残余灶 ≤1cm）。GOG 最近指出晚期卵巢癌患者使用顺铂和紫杉醇后可以大大改善其存活率。

满意的肿瘤细胞减灭术后首选铂类药物（顺铂或卡铂）和紫杉醇的联合化疗,每 21 天化疗一次,至少 6 个疗程。

其他一线化疗方案有 PC（顺铂＋环磷酰胺）、

PAC(顺铂,阿霉素,环磷酰胺)或腹腔静脉联合化疗。

对于未能行满意的肿瘤细胞减灭术后的患者也可以使用同样的化疗方案。

如果患者在首次肿瘤细胞减灭术后残余肿瘤数量相当多,可以给予 2~3 个疗程的间期化疗,紧接着行中间性肿瘤细胞减灭术,术后再予 3~6 个疗程的化疗。

## 三、影响预后或危险因素

1. **年龄** 年轻者( <50 岁)预后较好。

2. **期别** 是主要因素,期别越晚,预后越差。

3. **病理分级** 高、中、低分化的 5 年生存率分别为 59%、25%、7%。

4. **初次手术肿瘤切除的彻底性** 残留肿瘤体积愈大,预后愈差。

5. **肿瘤组织类型** 浆液性癌、透明细胞癌较黏液性癌及子宫内膜样癌预后差。

6. **腹膜后淋巴结转移** 阳性预后差。

7. **细胞减灭术后 4 周的血清 CA125 水平** 下降不满意(不及术前的 50%)或术后 2 个月未降至正常,预后差。

# 第三节 卵巢肿瘤病理分类

卵巢肿瘤三大类：①上皮性肿瘤：浆液性肿瘤、黏液性肿瘤、子宫内膜样瘤及纤维上皮瘤等（分为良性、交界性及恶性）；②性腺间质肿瘤：颗粒细胞瘤、卵泡膜细胞瘤及纤维瘤等；③生殖细胞肿瘤：畸胎瘤、无性细胞瘤、内胚窦瘤及胚胎性癌等。

## 一、卵巢上皮性肿瘤

卵巢上皮性肿瘤是最常见的卵巢肿瘤，来源于卵巢表面的上皮（体腔上皮），最常见的是囊腺瘤，主要包括浆液性和黏液性两种。

### （一）浆液性肿瘤

1. **良性浆液性囊腺瘤** 浆液性肿瘤中最常见的一种，约占浆液性肿瘤的 60%，多发生于 20~40 岁妇女，以单侧居多，也可双侧发生（约占 20%）。

2. **交界性浆液性囊腺瘤** 约占浆液性肿瘤的 10%，其形态结构介于良、恶性浆液性囊腺瘤之间，属低度恶性，预后比浸润癌为好。

3. **浆液性囊腺瘤** 约占浆液性肿瘤的 30%，为卵巢恶性肿瘤中最常见的类型，约半数为双侧性。患者以 40~60 岁妇女为最多。

分化程度如下。

(1) 高级别:多数乳头覆以不典型上皮,呈假复层,有一定的纤细间质。

(2) 中级别:乳头结构仍可见,上皮细胞分化不良,呈多层,核分裂象增多。

(3) 低级别:乳头很少,瘤细胞呈实心片块或条索,偶尔形成腺样结构,瘤细胞有明显异型性,包膜和间质浸润明显。呈细乳头状结构,癌细胞多层,异型明显,乳头间质稀少。

转移:有外生乳头的良性及交界性肿瘤都可以有盆腔或腹腔腹膜的种植。交界性瘤的种植转移更多见。多数浆液性囊腺癌在就诊时已有转移,转移部位为腹腔、盆腔浆膜层,一部分病例可发生淋巴结转移,包括盆腔、肠系膜淋巴结及锁骨上淋巴结等,极少数有远处转移,如肝、肺等。

## (二) 黏液性肿瘤

1. **黏液性囊腺瘤** 来源于卵巢表面上皮,向宫颈内膜上皮分化;另一来源是良性囊性畸胎瘤的单胚叶生长,其上皮和肠上皮相似,并可见杯状细胞。多发生于 30~50 岁妇女,多数为单侧,很少双侧。

2. **交界性黏液性囊腺瘤** 低度恶性癌,形态结构介于良、恶性黏液性囊腺瘤之间。五年存活率为 95%~98%。

**3. 黏液性囊腺癌** 大部分患者年龄在40~60岁。

分化程度：①高分化型：多数呈腺样结构，上皮高柱状，排列成3~4层以上，含较多黏液，常有小乳头，可见一些核分裂象；②中分化型：腺体不规则，间质少，上皮异型性，排列乱，多层，核分裂象增多；③低分化型：腺样结构大部消失，上皮细胞分化差，核异型性明显，有多数核分裂象，常发生出血坏死，偶见黏液上皮。呈腺样结构，癌细胞高柱状，多层，异型性明显，核分裂象易见，仅少量黏液空泡形成。

## 二、卵巢性索间质肿瘤

源于原始性腺中的性索及间质组织，包括颗粒细胞瘤、卵泡膜细胞瘤、纤维瘤、支持细胞-间质细胞瘤、两性母细胞瘤及伴有环状小管的性索瘤等，产生性激素，引起相应的临床表现。最常见的是颗粒细胞瘤和卵泡膜细胞瘤。

### （一）颗粒细胞瘤

颗粒细胞瘤约占卵巢肿瘤的1%~9%，好发年龄为45~55岁，少数也可发生于青春期前或幼女。肿瘤常产生雌激素，在青春期前表现性早熟、乳房增大、出现阴毛和初潮提前等；在青春期后则由于引起子宫内膜增生症而出现月经紊乱。

预后：颗粒细胞瘤为低度恶性肿瘤，预后尚好，晚期复发是该瘤的特点。5 年存活率为 80%~90%，10 年存活率 70% 左右。转移和复发多发生在腹腔内，远处转移很少。若浸润包膜或破裂，肿瘤可侵及邻近器官或对侧卵巢。

### (二) 卵泡膜细胞瘤

其发病率仅为颗粒细胞的 1/3，占所有卵巢肿瘤的 0.5%~1%，有分泌雌激素的功能，常和颗粒细胞瘤混合存在。发病年龄较晚，多数为绝经后妇女，发生在青春期前很少，不到 1%。

预后：卵泡膜细胞瘤基本为良性肿瘤，仅有个别复发者，由于泡膜细胞瘤比颗粒细胞瘤分泌更多的雌激素，所以并发子宫内膜癌的机会比颗粒细胞瘤高，术前诊断性刮宫以排除宫内膜病变是必要的。

## 三、卵巢生殖细胞肿瘤

卵巢生殖细胞肿瘤占卵巢肿瘤的 15%~20%，20 岁以下的卵巢瘤患者约 60% 属此类，所幸的是 95% 的生殖细胞瘤为良性囊性畸胎瘤。患者越年轻，所发生肿瘤的恶性程度可能越高。

### (一) 卵巢畸胎瘤

源于卵巢多能的生殖细胞，其良恶性程度主要取决于瘤组织的成熟度，因此将畸胎瘤分为成熟型和未成熟型两大类。

1. **成熟型畸胎瘤** 多数为囊性,属良性,大多为单侧性。在卵巢生殖细胞瘤中最多见,占卵巢畸胎瘤的肿瘤 10%~20%、生殖细胞肿瘤 85%~97%。多发生于生育期女性。

预后:囊性畸胎瘤预后好,少数可发生恶性变,最常见者恶变为鳞癌。恶性变常发生在囊壁内头节附近,注意病检取材部位。

2. **未成熟型畸胎瘤** 此型较少见,仅占卵巢畸胎瘤的 1%~3%。多见于 25 岁以下的年轻女性。

**(二) 无性细胞瘤**

较少见,约占卵巢恶性肿瘤的 1%~2%,多见于 10~25 岁年轻女性。

**(三) 卵黄囊瘤**

又称内胚窦瘤,源于多能的生殖细胞,向胚外结构方向分化而形成的一种高度恶性的生殖细胞肿瘤。多见于儿童及年轻女性,平均年龄 18 岁。除卵巢外,还可发生于骶尾、腹膜后、纵隔、松果体等处。

转移途径为直接浸润及种植扩散,偶有淋巴结转移,极少血行转移。

**(四) 胚胎性癌**

来自具有向胚外或胚内结构分化潜能的原始生殖细胞的一种未分化癌。较罕见,约占卵巢恶性生殖细胞瘤的 5%。多见于儿童及青年,平均年龄为 15 岁。

本癌为高度恶性,预后差,早期即可向局部器官和腹膜浸润,或通过淋巴道播散,5 年存活率 39%。

## 第四节 复发性卵巢癌的诊断与治疗

卵巢癌复发:经过满意的肿瘤细胞减灭术和正规足量的化疗达到临床完全缓解,停药 6 个月后临床上再次出现肿瘤复发的证据,视为复发。

卵巢癌未控:虽然经过肿瘤细胞减灭术和正规足量的化疗,但肿瘤仍进展或稳定,二探手术发现残余灶,或停化疗 6 个月之内发现复发证据,均视为未控。

【诊断标准】

1. 盆腹部检查,发现肿物。

2. 腹水找到瘤细胞或肺部阴影。

3. 淋巴转移。

4. 影像检查(X 线、CT、MRI、B 超)及核素显像有阳性发现。

5. 二次探查术或腹腔镜下见复发灶:并经病理学检查证实,腹腔冲洗液瘤细胞阳性。

6. CA125、hCG、AFP 转阳性。

## 【分型】

**1. 化疗敏感型** 对初期以铂类药物为基础的治疗有明确反应,且已经达到临床缓解,停用化疗6个月以上才复发。

**2. 化疗耐药型** 患者对初期的化疗有反应,但在完成化疗相对短的时间内证实复发,完成化疗后6个月内的复发,应考虑为铂类药物耐药。

**3. 顽固型** 在初期化疗时对化疗有反应或明显反应的患者中发现有残余病灶,例如"二探"阳性者。

**4. 难治型** 对化疗没有产生最小有效反应的患者,包括在初始化疗期间,肿瘤稳定或肿瘤进展者,大约发生于20%的患者,这类患者对二线化疗的有效反应率最低。

## 【化疗】

可用于卵巢癌二线治疗的药物有:紫杉醇方案,脂质体阿霉素,盐酸吉西他滨,多昔紫杉醇,托卜替康,六甲嘧胺,异环磷酰胺和鬼臼素等。卵巢癌二线化疗没有首选的药物。选择药物主要考虑药物的毒性作用、患者以前是否使用过该药物和患者的生存质量。

## 【手术指征】

1. 解除肠梗阻。

2. >12个月复发灶的减灭。

3. 切除孤立的复发灶。

【评价标准】

1. **手术时切净肿物** 临床已无观察指标。

缓解：临床上未发现上述复发诊断标准。

复发：符合上述复发诊断标准中任何 1 项。

2. **手术时未切净肿块** 临床仍有观察指标。

缓解：肿瘤完全消失，标志物恢复正常达 3 个月以上。

进展：残留肿瘤生长超过原来肿瘤体积的 50%。

## 第五节　卵巢交界性肿瘤

卵巢交界性瘤是一类性质较为特别的卵巢肿瘤。占卵巢上皮性瘤的 9.2%~16.3%，Ⅰ 期为主，占 50%~80%，其中主要是黏液性；Ⅲ 期中则主要是浆液性。患者发病年龄较轻，平均 34~44 岁，合并妊娠者占 9%。

【临床特点】

1. 生育年龄的妇女。

2. 常为早期，Ⅰ ~ Ⅱ 期患者占 80%。

3. 在临床上，恶性程度较低，缺少可确认的间质浸润。

4. 对化疗不敏感。

5. 多为晚期复发。

6. 复发多为卵巢交界瘤。

根据上述特点,通常可切除一侧附件而保留生育功能,对于 I 期患者可不进行分期手术,术后多不需用化疗。

交界性卵巢肿瘤双侧的发生率为38%。对于双侧交界性卵巢肿瘤,只要有正常卵巢组织存在,也可进行肿瘤切除而保留生育功能。期别较晚的交界性卵巢肿瘤如无外生乳头结构及浸润种植也可考虑保留生育功能手术治疗。

【处理原则】

**1. 手术为主**

**2. 早期、年轻、有生育要求者** 切除患侧附件,对侧剖探,腹腔冲洗液细胞学检查及腹膜多点活检,保留生育功能。

**3. 晚期、年龄大或无生育要求者** 行全子宫及双侧附件切除,大网膜、阑尾切除或施行肿瘤细胞减灭术。

**4. 原则上不给予术后辅助化疗** 对期别较晚,有浸润性种植和 DNA 为非整倍体的卵巢交界性肿瘤,术后施行 3~6 个疗程正规化疗(方案同卵巢上皮癌)。

【预后与复发】交界性瘤恶性程度低、预后好，复发晚。复发率随时间推移而增加；交界性瘤复发，绝大多数病理形态仍为交界性，再次手术仍可达到较好结果。

## 第六节　卵巢恶性生殖细胞肿瘤

【病理分类】

1. 未成熟畸胎瘤。

2. 无性细胞瘤。

3. 卵黄囊瘤。

4. 胚胎癌。

5. 绒毛膜癌。

6. 混合型恶性生殖细胞肿瘤。

【临床特点】

1. 多发生于年轻的妇女及幼女。

2. 多数生殖细胞肿瘤是单侧的。

3. 即使复发也很少累及对侧卵巢和子宫。

4. **有很好的肿瘤标志物**　甲胎蛋白（AFP），人绒毛膜促性腺激素（hCG）。

5. 对化疗敏感。

【治疗的目标】

治愈，保留生育功能是治疗的原则。

化疗方案(BEP):博来霉素、依托泊苷、顺铂。所有的生殖细胞肿瘤,除了ⅠA期1级的未成熟畸胎瘤,都应该进行单侧卵巢切除术和手术分期,紧接着4~6个疗程的BEP化疗。有肿瘤标志物升高的患者,化疗应持续至肿瘤标志物降至正常后2疗程。ⅠA期1级未成熟畸胎瘤术后不需要进一步化疗。

放疗:为手术和化疗的辅助治疗。无性细胞瘤对放疗最敏感,但由于无性细胞瘤的患者多年轻,要求保留生育功能,目前放疗已较少应用。对复发的无性细胞瘤,放疗仍能取得较好疗效。

【预后】五年存活率Ⅰ期:95%;Ⅱ期:70%;Ⅲ期:60%;Ⅳ期:30%。

# 第七节 卵巢性索间质肿瘤

【处理】

目标:治愈,主要的治疗方式为手术和化疗。

早期、年轻患者:可行单侧附件切除术及分期手术,保留生育功能。

期别较晚或已经完成生育的年龄较大患者:适合行全子宫双附件切除(TAH/BSO)进行手术分期,或行肿瘤细胞减灭手术。

化疗指征:低度恶性转移灶和残余肿瘤。可以使用 4~6 个周期的 BEP,VAC(长春新碱,放线菌素D,环磷酰胺)或 PAC(顺铂,阿霉素和环磷酰胺)。分化不良的或 II 期或以上期别的支持细胞-间质细胞肿瘤更有可能复发,术后需要行辅助化疗。

随诊:因为这类肿瘤多数具有低度恶性,晚期复发的特点,故应坚持长期随诊。

【预后】

颗粒细胞肿瘤:10 年存活率,90%;20 年存活率,75%。

支持细胞-间质细胞肿瘤:5 年存活率,70%~90%。

(陈志辽　张　睿)

# 第十四章

# 输卵管肿瘤

【概述】良性肿瘤少见,多见腺瘤样瘤。恶性肿瘤分原发和继发,多数是继发的,卵巢癌和内膜癌。

原发性输卵管癌发病率占妇科恶性肿瘤的0.5%,平均年龄 52 岁,绝经后期多发。

【病因】迄今未明。与输卵管炎、不孕、慢性刺激相关。

【临床分期】卵巢癌、输卵管癌、原发性腹膜癌的手术 - 病理分期(FIGO,2013)见附录 4。

【转移途径】局部扩散、淋巴转移、血行转移。

【临床表现】

1. **输卵管癌三联症** 阴道排液,腹痛,盆腔包块。

2. **腹水**

【诊断】阴道细胞学、分段刮宫、B 超、腹腔镜、

CT、MRI。

【鉴别诊断】卵巢肿瘤、输卵管囊肿、内膜癌，建议剖腹探查鉴别。

【治疗】手术为主，化疗、放疗为辅，综合治疗（参考卵巢癌治疗方案）。

【预后】原发未破预后好，破裂扩散预后差。

【随访】

第1年：1次/3个月。

5年后：1次/4~6个月。

（钟沅月　陈志辽）

# 第十五章

# 妊娠滋养细胞疾病

源于胎盘滋养细胞的疾病。

葡萄胎是良性病变。

侵蚀性葡萄胎、绒毛膜癌、胎盘部位滋养细胞肿瘤统称为妊娠滋养细胞肿瘤。

若病变局限于子宫,称为无转移性妊娠滋养细胞肿瘤。

若病变出现在子宫以外部位,称为转移性滋养细胞肿瘤。

## 第一节　葡　萄　胎

【概述】葡萄胎由妊娠后胎盘绒毛滋养细胞增生、间质水肿而形成,也称水泡状胎块。葡萄胎可分为完全性葡萄胎和部分性葡萄胎两类(大多数为完全性葡萄胎)。

## 【临床表现】

完全性葡萄胎：停经后阴道流血，子宫异常增大或变软，妊娠呕吐，子痫前期症状，甲亢，腹痛，卵巢黄素化囊肿。

部分性葡萄胎：症状不典型，程度较轻（表 15-1）。

**表 15-1　部分性葡萄胎和完全性葡萄胎的鉴别**

| | 完全性葡萄胎 | 部分性葡萄胎 |
| --- | --- | --- |
| 胚胎或胎儿组织 | 缺乏 | 存在 |
| 绒毛间质水肿 | 弥漫 | 局限 |
| 绒毛轮廓 | 规则 | 不规则 |
| 滋养细胞增生 | 弥漫 | 局限 |
| 绒毛间质内血管 | 缺乏 | 存在 |
| 核型 | 双倍体 | 三倍体(90%)，四倍体 |

## 【鉴别诊断】

1. 先兆流产。
2. 双胎妊娠。
3. 羊水过多。

【预后】完全性葡萄胎侵犯子宫率 15%、远处转移率 4%。

高危因素如下。

1. β-hCG>10 万 U。

2. 子宫明显大于相应妊娠月份,黄素化囊肿直径>6cm。

3. 年龄>40 岁者有 1/3 以上发生葡萄胎后滋养细胞肿瘤。

葡萄胎完全排空后 3 个月,hCG 仍持续阳性,未降至正常范围,称为持续性葡萄胎。

部分性和完全性葡萄胎的最大区别是恶性倾向,部分性葡萄胎仅约 4% 发展为持续性葡萄胎,一般不发生转移。

【处理】

1. 清除宫腔内容物(子宫大于孕 12 周,吸刮 2 次,1 周后行第二次刮宫,刮出物均送病检)。

2. 子宫切除术年龄超过 40 岁者(不能防止转移)。

3. 黄素化囊肿的处理。B 超、腹腔镜下穿刺复位,或附件切除术。

4. **预防性化疗**

(1)年龄>40 岁。

(2)葡萄胎排出前 β-hCG 值异常升高。

(3)葡萄胎清除后,hCG 下降不好。

(4)子宫明显大于停经月份。

(5)黄素化囊肿直径>6cm。

(6)第二次刮宫仍有滋养细胞高度增生。

(7)无条件随访者。

用 5-FU 或放线菌素 D 单药化疗 1 疗程(部分性葡萄胎不用预防性化疗,除 hCG 持续升高者)。

【随访】

葡萄胎清除后每周 1 次作 hCG 测定,直到连续 3 次阴性。

后开始 1 个月复查 1 次,共 6 个月。

此后 2 个月每半月 1 次,共 6 个月。

随访内容:询问病史,月经情况,测 hCG,阴道流血、咳嗽、咯血及其他转移灶症状。

妇科检查,B 超、X 线胸片,CT 检查。

葡萄胎处理后避孕 1~2 年,用阴茎套;不用宫内节育器(防止异常出血)和含有雌激素的避孕药(帮助肿瘤生长)。

## 第二节　侵蚀性葡萄胎

【概述】侵蚀性葡萄胎:葡萄胎组织侵入子宫肌层局部,少数转移至子宫外,具恶性肿瘤行为。多数在葡萄胎清除后 6 个月内发生。血运转移至肺、阴道,预后较好。

【临床表现】

1. 阴道不规则流血,子宫复旧延迟,黄素化囊肿持续存在、腹痛、腹腔内出血症状。有时触及宫旁转移性肿块。

**2. 转移灶表现**　最常见部位是肺,其次是阴道、宫旁,脑转移少见。

(1)肺转移:胸片显示肺野外带单个或多个半透明小圆形阴影为其特点,晚期病例所见与绒毛膜癌相似。

(2)阴道转移:紫蓝色结节,溃破后大量出血。

(3)脑转移:头痛、呕吐、抽搐、偏瘫及昏迷,一旦发生,致死率高。

(4)肝转移:小无症状,也可表现为右上腹疼痛,黄疸。

【诊断】

**1. 病史 + 临床表现**　葡萄胎清除后 6 个月内典型的临床表现或转移灶症状,结合辅助诊断确诊。

**2. hCG**　连续测定葡萄胎清除后 8 周以上血 hCG 仍持续高水平,或 hCG 曾一度降至正常水平又迅速升高,临床已排除葡萄胎残留、黄素化囊肿或再次妊娠,可诊断为侵蚀性葡萄胎。

**3. B 超**　早期发现葡萄胎组织侵入子宫肌层程度,宫壁显示局灶性或弥漫性强光点或光团与暗区相间的蜂窝样病灶,应考虑为侵蚀性葡萄胎或绒毛膜癌。

4. **病理** 刮宫标本不能作为侵蚀性葡萄胎的诊断依据,组织切片中,见到绒毛结构或绒毛退变痕迹,即可诊断为侵蚀性葡萄胎。若原发灶与转移灶诊断不一致,只要任一标本中有绒毛结构,即诊断侵蚀性葡萄胎。

【处理】见本章第三节的绒毛膜癌处理内容。

【预后】一般均能治愈,个别病例死于脑转移。病理分型中 3 型常发展为绒毛膜癌,预后较差。

【随访】同本章第三节的绒毛膜癌随访内容。

## 第三节 绒毛膜癌

【概述】绒毛膜癌:高度恶性肿瘤,早期经血道转移至全身,引起出血坏死。最常转移部位:肺、阴道、脑、肝。

【临床表现】妊娠至绒毛膜癌发病多在 1 年以内。

1. 阴道流血(继发灶发展,则无阴道流血症状)。

2. 腹痛。

3. 盆腔肿块。

4. **转移灶症状**

(1)肺转移:咳嗽、血痰或反复咯血;胸痛及血胸;X 线胸片球状、团块状。

(2)阴道转移:紫红色结节突起,易大出血。

(3)脑转移:致死的主要原因,分三期。

1)瘤栓期:猝然跌倒、失明、失语。

2)脑瘤期:头痛、呕吐、抽搐、偏瘫以至昏迷。

3)脑疝期:致死。

(4)肝转移:黄疸、肝区疼痛、消化道症状。

【诊断】

1. **临床诊断**　症状+转移灶+hCG升高,可诊断绒毛膜癌(葡萄胎流产后1年以上多诊断绒毛膜癌;0.5~1年内发病侵袭性葡萄胎和绒毛膜癌病理鉴别)。

2. **β-hCG测定降至正常时间**

异位妊娠:8~9天(约1周)

足月产:12天(约2周)

自然流产:19天(约3周)

人工流产:30天(约4周)

血清与脑脊液β-hCG值比率在20∶1以上,怀疑中枢转移。

3. **影像学诊断**

(1)B超:子宫内病灶。

(2)X线片、CT:肺转移。

(3)MRI:脑转移。

4. **组织学诊断**　未见绒毛,为绒毛膜癌。

【鉴别诊断】子宫内膜炎、胎盘残留。

【临床分期】滋养细胞肿瘤解剖学分期（FIGO，2000 年）见附录 4。

【预后】死亡率降至 20%（多数脑转移）。预后因素评分表，见附录 4　八、改良 FIGO/WHO 预后评分系统（FIGO，2000 年）。

【治疗】化疗为主，手术为辅（控制出血、感染）。

1. 化疗

（1）Ⅰ 期：单药。

（2）Ⅱ～Ⅲ 期：联合化疗。

（3）Ⅳ 期或耐药病例：EMA-CO 方案药物：氟尿嘧啶（5-FU）、放线菌素 D、甲氨蝶呤（MTX）。

副作用：骨髓抑制，消化道反应，肝功能损害、脱发（停药后恢复）。

绒毛膜癌停药指征：化疗需持续到症状、体征消失，hCG 每周测定一次，连续 3 次在正常范围，再巩固 2~3 个疗程，随访 5 年无复发者为治愈。

2. 手术　病变在子宫、化疗无效者可行次广泛子宫切除及卵巢动静脉高位结扎术，切除宫旁静脉丛（年轻未育者尽可能不切子宫，以保留生育功能；如切除子宫时，仍应保留卵巢）。

【随访】随访内容同葡萄胎，观察有无复发。

第 1 年内：1 次 / 月。

第 2~4 年：1 次 /3 个月。

第 5~9 年：1 次 / 年。

第 10 年后：1 次 /2 年。

## 第四节　胎盘部位滋养细胞肿瘤

【概述】胎盘部位滋养细胞肿瘤：源于胎盘种植部位的一种特殊类型的滋养细胞肿瘤。

【临床表现】

1. 继发于足月产、流产或葡萄胎后，发病时也可合并妊娠。

2. 不规则阴道出血或月经过多，闭常伴贫血、水肿。少数病例以转移症状为首发症状。

3. 子宫增大如孕 8~16 周。

【诊断】

1. 血 hCG 多阴性，仅 1/3~1/2 患者升高。

2. 血 HPL 测定为轻度升高。

3. B 超　子宫肌壁内低回声区。

4. 诊刮确诊。

【预后】5 年生存率是 80%。影响预后的因素如下。

1. 先行妊娠至临床诊断间隔时间 >2 年者预后不良，肿瘤多已扩散至子宫外。

2. 临床分期晚(Ⅲ~Ⅳ期),预后差。

3. 先行妊娠是足月妊娠者易发生转移。

4. 难治性或转移性的预后极坏。

5. 核分裂率高则预后差。

【治疗】

1. **手术是首选**　全子宫 + 双侧附件切除术,年轻妇女可保留卵巢。疑有转移行盆腔淋巴结切除术。

2. **化疗**　手术后辅助治疗,用 EMA-CO 方案联合化疗。

3. **放疗**　用于单个转移瘤或局部复发病变。

(陈志辽　张　睿)

# 第十六章

# 月经失调

## 第一节　异常子宫出血

**异常子宫出血**：指与正常月经的周期频率、规律性、经期长度、经期出血量中任何 1 项不符、源自子宫腔的异常出血。限定于生育期非妊娠妇女，不包括妊娠期、产褥期、青春期前和绝经后出血。AUB-FIGO 分类见表 16-1。

### 表 16-1　AUB-FIGO 分类

| 实体结构病变 | 非实体结构病变 |
| --- | --- |
| P 息肉 | C 凝血障碍 |
| A 子宫腺肌症 | O 卵巢功能障碍 |
| L 平滑肌瘤 | E 子宫内膜病变 |
| M 恶性肿瘤 / 子宫内膜增生 | I 医源性 |

# 一、无排卵性功血（AUB-O）

【病因】激素在释出或调节方面的异常，机体内部和外界许多因素如下。

1. 精神过度紧张、恐惧、忧伤、环境、气候、全身性疾病影响 HPO 轴。

2. 营养不良、贫血、代谢紊乱也可影响激素的合成、转运和对靶器官的功效。

【病理生理】

青春期功血：下丘脑和垂体与卵巢间尚未建立稳定的周期性调节，正反馈作用存在缺陷，FSH 呈持续低水平、LH 无高峰形成。成批的卵泡生长，却无排卵，退行性变成闭锁卵泡。

围绝经期功血：由于卵巢功能衰退，不能形成排卵前高峰，终至发生无排卵性功血。

雌激素撤退出血：若有一批卵泡闭锁，雌激素水平可突然下降，内膜因失去激素支持而剥脱出血，正如外源性雌激素应用撤退后所引起的出血。

雌激素突破出血：两种类型：①低水平雌激素维持在阈值水平，可发生间断性少量出血，内膜修复慢，使出血时间延长；②高水平雌激素且维持在有效浓度，则引起长时间闭经后，因无孕激素参与，内膜增厚而不牢固，易发生急性突破出血，且血量汹涌。

正常月经的周期、持续时间和血量,表现明显的规律性和自限性。

大多数无排卵性功血患者不具有这些特点。

【病理】

1. **子宫内膜增长过长**

(1)简单型增生过长:即腺囊型增生过长。

(2)复杂型增生过长:即腺瘤型增生过长。

(3)不典型增生过长:即癌前期病变,10%~15%可转化为子宫内膜癌。

(内膜腺上皮不典型增生过长,已不属于功血的范畴)

2. **增生期子宫内膜** 月经周期后半期甚至月经期,仍为增生期形态。

3. **萎缩型子宫内膜** 内膜萎缩菲薄,腺体少而小,间质少而致密,胶原纤维相对增多。

【临床表现】不规则出血:周期紊乱、经期长短不一、出血量时多时少,甚至大量出血。子宫大小正常、较软。

【诊断】病史 + 体格检查 + 排卵测定 + 辅助检查。

1. **详细询问病史** 异常子宫出血类型如下。

(1)月经过多:周期规则,但经量过多( >80ml)

或经期延长( >7 天)。

（2）月经频发：周期规则，但短于 21 天。

（3）子宫不规则出血：周期不规则，经期长而经量不太多。

（4）子宫不规则过多出血：周期不规则，血量过多。

2. **体格检查** 全身检查、妇科检查。

3. **辅助诊断**

（1）诊断性刮宫：确定排卵或黄体功能，应在经前期或月经来潮 6 小时内刮宫；不规则流血者可随时进行刮宫。病检：增生期变化或增生过长，无分泌期出现。

（2）子宫镜检查：在宫腔镜直视下，选择病变区进行活检，可诊断各种宫腔内病变，如子宫内膜息肉、子宫粘膜下肌瘤、子宫内膜癌等。

（3）基础体温测定：单相型 = 无排卵。

（4）宫颈黏液结晶检查：经前羊齿状结晶 = 无排卵。

（5）阴道脱落细胞涂片检查：检查卵巢功能及排除宫颈恶性病变。

（6）激素测定：血清孕酮或尿孕二醇。

【鉴别诊断】

1. **全身性疾病** 血液病、肝损害、甲亢、甲减。

2. **异常妊娠、并发症** 流产、宫外孕、葡萄胎、子宫复旧不良、胎盘残留、胎盘息肉。

3. **生殖道感染** 急性或慢性子宫内膜炎、子宫肌炎。

4. **生殖道肿瘤** 子宫内膜癌、宫颈癌、绒毛膜癌、子宫肌瘤、卵巢肿瘤。

5. **性激素类药物使用不当**

【治疗】

1. **一般治疗** 营养、补铁剂、维生素 C 和蛋白质,避免过度疲劳和剧烈运动,预防感染。

2. **药物治疗**

青春期少女:止血、调整周期、促使卵巢排卵为主进行治疗。

围绝经期女性:止血后以调整周期、减少经量为原则。

(1)止血:性激素治疗 6 小时内见效,24~48 小时内出血基本停止,若 96 小时以上仍不止血,应考虑有器质性疾病。

1)孕激素:无排卵性功血由单一雌激素刺激所致,补充孕激素使处于增生期或增生过长的子宫内膜转化为分泌期,停药后内膜脱落,出现撤药性出血。由于此种内膜脱落较彻底,故又称"药物性刮宫"。适用于体内已有一定水平雌激素的患者。

合成孕激素分为两类：① 17- 羟孕酮衍生物（甲羟孕酮，甲地孕酮）；② 19- 去甲基睾酮衍生物（炔诺酮，双醋炔诺酮等）。

效价高的炔诺酮 5~7.5mg 口服，每 6 小时 1 次（12 片 /d），一般用药 4 次后出血量明显减少或停止，改为 8 小时 1 次，再逐渐减量，每 3 天递减 1/3 量，直至维持量每天 5mg，持续用到血止后 20 天左右停药，停药后 3~7 天发生撤药性出血。

2）雌激素：应用大剂量雌激素，促使子宫内膜生长，短期内修复创面而止血。

妊马雌酮 1.25~2.5mg，每 6 小时 1 次，血止后每 3 天递减 1/3 量直至维持量 1.25mg/d。不论应用何种雌激素，血止后 2 周开始加用孕激素，使子宫内膜转化，可用甲羟孕酮 10mg 口服，每天 1 次，共 10 天停药。雌、孕激素的同时撤退，有利于子宫内膜同步脱落，一般在停药后 3~7 天发生撤药性出血。

3）雄激素：拮抗雌激素作用，减轻盆腔充血而减少出血量（单独应用效果不佳）。

4）联合用药：①青春期功血：孕激素止血时，同时配伍小剂量雌激素，以克服单一孕激素治疗的不足，可减少孕激素用量，并防止突破性出血。具体采用孕激素占优势的口服避孕药 1 片，每 6 小时一次，血止后按上法递减至维持量，每天一片，共 20 天停药。②围绝经期功血:孕激素止血基础上配伍雌、雄激素,具体用三合激素(黄体酮12.5mg,雌二醇1.25mg,睾酮25mg,2ml肌内注射,每12小时1次,血止后递减至每3天一次,共20天停药。

5)抗前列腺素药物:出血期间服用前列腺素合成酶抑制剂,如氟芬那酸100mg,每天3次,可使子宫内膜剥脱时出血减少。主要通过改变血栓素A2和前列环素之间的平衡而起作用。

6)其他止血药:①卡巴克络、酚磺乙胺:减少微血管通透性。②氨基己酸、氨甲苯酸、氨甲环酸:抑制纤维蛋白溶酶。

(2)调整月经周期:在止血后应继续用药以控制周期,使无流血期延长至20天左右。一般连续用药3个周期。积极纠正贫血,加强营养,以改善体质。方法如下。

1)雌、孕激素序贯疗法:人工周期。

2)雌、孕激素合并应用:用于育龄期功血内源性雌激素水平较高者。可用复方炔诺酮片全量或半量,于出血第5天起,每晚一片,连服20天,撤药后出现出血,血量较少。连用3个周期。

3)后半周期疗法:用于更年期功血。

(3)促进排卵:青春期功血和育龄期功血尤其不孕患者。

1)氯米芬：在下丘脑竞争性结合雌激素受体产生抗雌激素作用,抑制内源性雌激素对下丘脑的负反馈,诱导促性腺激素释放激素的释放而诱发排卵。

2)人绒毛膜促性腺激素(hCG)：适用于体内 FSH 有一定水平、雌激素中等水平的诱发排卵。B 超监测卵泡发育接近成熟时,可大剂量肌内注射 hCG 5 000~10 000U 以诱发排卵。

3)尿促性素(HMG)：每支针含 FSH 及 LH 各 75U。

4)GnRH-a 作预治疗,约需 8 周时间达到垂体去敏感状态,导致促性腺激素呈低水平,达到 90% 的排卵率。仅适用于对氯米芬疗效不佳、要求生育者。

**3. 手术治疗** 刮宫术最常用。更年期出血患者激素治疗前宜常规刮宫,最好在子宫镜下行分段诊断性刮宫,以排除子宫内细微器质性病变。对青春期功血刮宫应持慎重态度。子宫切除术很少用以治疗功血。适用于患者年龄大,病理诊断为子宫内膜复杂型增生过长,甚至已发展为子宫内膜不典型增生时。通过电凝或激光行子宫内膜去除术,仅用于年龄较大的顽固性功血,或对施行子宫切除术有禁忌证者。

## 二、排卵性月经失调

### (一) 黄体功能不足

【病因】黄体功能不足(属于 AUB-O) 有卵泡发育及排卵,但黄体期孕激素不足或黄体过早衰退,使子宫内膜分泌反应不良。

【发病机制】

1. 神经内分泌调节功能紊乱。

2. LH 脉冲峰值不高,黄体发育不全,孕激素分泌减少。

3. LH/FSH 比值异常。

4. 黄体维持时间短(部分患者血催乳素水平增高)。

5. 生理性因素(初潮、分娩后、绝经前)。

【病理】腺体分泌不足,间质水肿不明显。

【临床表现】月经周期缩短、频发。不易受孕、易孕早期流产。

【诊断】

1. 月经周期缩短,不孕或早孕流产。

2. 妇科检查生殖器官在正常范围内。基础体温双相型(但仅维持 9~10 天)。

3. 子宫内膜显示分泌反应不良。

【治疗】

1. **加强卵泡发育和诱发排卵**  辅助溴隐亭使

催乳素水平下降。

2. **黄体功能刺激疗法** 隔日肌内注射 hCG 1 000~2 000U 共 5 次,使血浆孕酮明显上升。

3. **黄体功能替代疗法** 排卵后开始每天肌内注射黄体酮 10mg,共 10~14 天。

(二)子宫内膜不规则脱落

【发病机制】子宫内膜持续受孕激素影响,以致不能如期完整脱落。

【病理】月经期第 5~6 天仍能见到呈分泌反应的内膜。

【临床表现】月经间隔时间正常,经期延长,长达 9~10 天,且出血量多。

【诊断】月经期第 5~6 天刮宫,内膜病理仍有呈分泌反应的内膜。

【治疗】

1. **孕激素** 自下次月经前 10~14 天开始,口服甲羟孕酮。

2. **人绒毛膜促性腺激素** hCG 有促进黄体功能的作用。

# 第二节 闭 经

**原发性闭经**:年龄超过 15 岁(有地域性差异),

第二性征已发育,或年龄超过 13 岁,第二性征尚未发育,且无月经来潮者。

**继发性闭经**:以往曾建立正常月经,但此后因某种病理性原因而月经停止 6 个月,或按自身原来月经周期计算停经 3 个周期以上者。生理性(青春期前、妊娠期、哺乳期、绝经期后)。

【病因与分类】

1. **原发性闭经** 少见。

(1)米勒管发育不全综合征:20% 原发性闭经伴有子宫阴道发育不全、30% 患者伴肾畸形、12% 患者伴骨骼畸形。

(2)性腺发育不全:占 35%,染色体正常或异常两类。

1)特纳综合征:核型为 X 染色体单体(45,XO)。卵巢不发育,原发性闭经及第二性征发育不全、身材矮小、蹼颈、盾胸、后发际低、肘外翻、腭高耳低、鱼样嘴、主动脉缩窄及肾、骨骼畸形。

2)单纯性腺发育不全

A. 46,XX 条索状性腺:体健,卵巢呈条索状无功能实体,人工周期治疗有撤药性出血。

B. 46,XY 条索状性腺(Swyer 综合征):体格正常,在 10~20 岁时易发生性腺母细胞瘤或无性细胞瘤)。

(3)对抗性卵巢综合征:胞膜受体缺陷,不能对促性腺激素产生反应(46,XY),性腺为睾丸位于腹腔内或腹股沟,由于胞质缺乏睾酮受体,故睾酮不发挥生物学效应,被芳香化酶转化为雌激素,故表型为女型特征(乳房隆起丰满,乳晕苍白,阴毛、腋毛稀少)。

(4)低促性腺素性腺功能减退:最常见者是嗅觉缺失综合征——下丘脑 GnRH 分泌缺乏或不足,临床以低促性腺激素、低性激素为特征,主要表现为青春期延迟,无月经来潮,无性征发育,而女性内生殖器分化正常。常伴有嗅觉障碍及先天性耳聋。

2. **继发性闭经** 较原发性闭经至少高 10 倍。其病因复杂,下丘脑性、垂体、卵巢、子宫性闭经,分别占继发性闭经的 55%、20%、20% 及 5%。

(1)下丘脑性闭经

1)紧张应激:应激扰乱中枢神经与下丘脑之间的联系,从而影响下丘脑 - 垂体 - 卵巢轴而闭经。为一时性,通常很快自行恢复。

2)体重下降和营养缺乏:中枢神经对体重急剧下降极为敏感,而体重又与月经联系紧密,不论单纯性体重下降或神经性厌食均可诱发闭经。单纯性体重下降系指体重减轻标准体重的 15%~25%。

3)剧烈运动:运动剧增后 GnRH 的释放受到抑

制而引起闭经。

4) 药物：奋乃静、氯丙嗪、利血平、避孕药，药物抑制常是可逆的，停药后 3~6 个月月经自然恢复。

5) 颅咽管瘤：垂体柄漏斗部颅咽管瘤，瘤体增大压迫下丘脑和垂体柄时，可引起闭经、生殖器官萎缩、肥胖、颅压增高、视力障碍等症状，称肥胖生殖无能营养不良症。

(2) 垂体性闭经

1) 垂体梗死 (Sheehan 综合征)：垂体缺血坏死，尤以腺垂体为敏感，促性腺激素分泌细胞发生坏死，也可累及促甲状腺激素、促肾上腺皮质激素分泌细胞，出现闭经、无乳、性欲减退、毛发脱落、第二性征衰退，生殖器官萎缩，还可出现畏寒、嗜睡、低血压及基础代谢率降低。

2) 垂体肿瘤：肿瘤压迫分泌细胞，使促性腺激素分泌减少所致。常见的催乳素细胞肿瘤可引起闭经溢乳综合征。

3) 空蝶鞍综合征：因鞍膈不全或某种病变，蝶鞍内出现空隙，脑脊液流向蝶鞍的垂体窝，垂体受压缩小，而蝶鞍扩大。因压迫垂体发生高催乳素血症，常见症状为闭经，有时泌乳。X 线检查仅见蝶鞍稍增大，萎缩的垂体和低密度的脑脊液。

（3）卵巢性闭经

1）卵巢早衰：40 岁前绝经者称卵巢早衰。特发性卵巢萎缩、自体免疫病可引起本病，循环中存在多种器官特异性自身免疫抗体，卵巢活检见有淋巴细胞浸润。

2）卵巢手术切除、放疗破坏组织。

3）卵巢功能性肿瘤：睾丸母细胞瘤、卵巢门细胞瘤、颗粒 - 卵泡膜细胞瘤。

4）多囊卵巢综合征：闭经、不孕、多毛和肥胖，且双侧卵巢增大，持续无排卵。

（4）子宫性闭经

1）Asherman 综合征：流产、产后、宫腔出血刮宫损伤引起（伴有子宫内膜炎时，更易导致宫腔粘连或闭锁而闭经）。

2）子宫内膜炎：结核性子宫内膜炎时，子宫内膜遭受破坏易致闭经。流产或产后感染所致的子宫内膜炎也可造成闭经。

3）子宫切除后、放射治疗后。

（5）其他内分泌功能异常：甲状腺、肾上腺、胰腺等功能紊乱，如甲状腺功能减退或亢进、肾上腺皮质功能亢进、肾上腺皮质肿瘤。

【诊断】

1. **病史**　生长发育过程、精神因素、环境改变、体重增减、剧烈运动、各种疾病、用药。

2. **体检** 测量体重、身高、四肢与躯干比例，五官生长特征；妇检注意内、外生殖器的发育。有无先天性缺陷、畸形，腹股沟区有无肿块，第二性征如毛发分布、乳房发育是否正常，乳房有无乳汁分泌等。

3. **辅助诊断方法**

(1)药物撤退试验

1)孕激素试验：评估内源性雌激素水平。

阳性：子宫内膜已受一定水平的雌激素影响。

阴性：体内雌激素水平低下，以致对孕激素无反应，应进一步作雌、孕激素序贯试验。

2)雌、孕激素序贯试验：评估内源性雌、孕激素水平；适用于孕激素试验阴性的闭经患者。

阳性：子宫内膜功能正常，对甾体激素有反应。

阴性：无撤退性出血。

(2)子宫功能检查

1)诊断性刮宫。

2)子宫输卵管碘油造影。

(3)卵巢功能检查

1)基础体温测定。

2)B超：第10天开始，卵泡直径达18~20cm时为成熟卵泡，约72小时内排卵。以下为排卵特征。

①卵泡突然消失或明显缩小;②卵泡边缘模糊,卵泡内呈稀疏光点;③直肠子宫陷凹可能出现游离液体。

3)宫颈黏液结晶检查

A. 羊齿状结晶——雌激素。

B. 椭圆体小滴——受孕激素影响。

4)阴道脱落细胞检查:表层细胞越多——雌激素水平越高。

5)血甾体激素测定

6)卵巢兴奋试验:又称尿促性素(HMG)刺激试验。用 HMG 75~150U/d 肌内注射,连用 4 天。自开始注射第 6 天起,用上述方法了解卵巢能否产生雌激素。若卵巢对垂体激素无反应,提示病变在卵巢;若卵巢有反应,则病变在垂体或垂体以上。

(4)垂体功能检查:雌、孕激素序贯试验阳性提示患者体内雌激素水平低落,为确定原发病因在卵巢、垂体或下丘脑,需作以下检查。

垂体兴奋试验:又称 GnRH 刺激试验。用以了解垂体功能减退起因于垂体或下丘脑。

1)典型方法:将 LHRH 100μg 溶于生理盐水 5ml 中,30 秒钟内静脉注射完毕。注射前及注射后 15、30、60、120 分钟分别采取 LH 静脉血,用放射免疫法测定 LH 含量。若注射后 15~60 分钟 LH 值较注射前高 2~4 倍以上,说明垂体功能正常,对 GnRH 反应良好,病变在下丘脑;若经多次重复试验,LH 值仍无升高或增高不显著,提示病变在垂体。

2) 影像学检查:蝶鞍 X 线、CT、MRI 发现垂体微腺瘤(直径<1cm)。B 超了解子宫畸形、多囊卵巢、肾上腺皮质增生、肿瘤。

3) 其他检查:染色体分析,测甲状腺功能($T_3$、$T_4$、TSH)、肾上腺功能(尿 17-酮、17-羟类固醇、血皮质醇)。

4. **闭经的诊断步骤** 病史→体检→器质性病变→功能性病变。

发闭经,常伴更年期症状,具低雌激素及高促性腺激素特征。卵巢内无卵母细胞或虽有原始卵泡,但对促性腺激素无反应。

【治疗】

1. **全身心治疗** 消除精神紧张和焦虑。

2. **病因治疗**

3. **激素治疗**

(1) 正常促性腺激素性闭经:Asherman 综合征的治疗:①子宫镜下分离粘连,插入小儿 Foley 导尿管持续 7 天,保持通畅;②大剂量雌激素和孕激素序贯治疗,即妊马雌酮 2.5mg/d,共用 21 天,甲羟孕酮 10mg/d,共用 7 天(最后 7 天),共用 6 个月,以重建子宫内膜。

(2)高促性腺激素性闭经

1)雌激素替代治疗:适用于无子宫者。妊马雌酮 0.625~1.25mg/d(自小剂量开始),连服 21 天,停药 1 周后重复用药。

2)雌、孕激素序贯治疗:妊马雌酮 0.625mg/d,自出血第 5 天起,连服 20~22 天;后 10 天配伍甲羟孕酮 8~10mg/d。

以上两种疗法目的是:①促进第二性征发育,缓解低雌激素症状;②负反馈抑制 FSH、LH,停药后月经或能恢复,也可作为试用促排卵药的准备治疗;③防止骨质疏松及心血管疾病。

(3)低促性腺激素性闭经

1)无生育要求病例:采用周期性孕激素疗法,即甲羟孕酮 10mg/d,连续口服 5 天,每 8 周一次。

2)要求生育病例:①氯米芬(cc):50~200g/d,口服,连续 5 天,自撤药性出血第 5 天开始。用药剂量从小量开始,若无效,下一周期可逐步加量。②尿促性素(HMG)。③促性腺激素释放激素激动剂。

3)溴隐亭:高催乳素血症伴正常垂体或垂体微腺瘤者。

4)甲状腺粉:用于甲减闭经。根据患者症状及基础代谢率调整剂量。

5)肾上腺皮质激素(泼尼松或地塞米松):用于先天性肾上腺皮质功能亢进。

6)手术治疗中枢神经系统肿瘤。

## 第三节　多囊卵巢综合征

1935年,Stein和LeverLthal首先报道一种发病多因素性,临床表现(闭经、不育、多毛和肥胖、雄激素过多和持续无排卵)多态性的综合征,称Stein-Leventhal综合征。

【病理】

1. 双侧卵巢增大,白膜厚硬,见珍珠串样囊性卵泡。镜下:见皮质表层纤维化,细胞少,血管可能明显。包膜下面有很多闭锁卵泡和处于不同发育期的卵泡,无成熟卵泡生成,无排卵迹象,很多卵泡内膜黄素化和黄素化间质细胞。

2. 子宫内膜呈无排卵性子宫内膜(增生期过长易导致子宫内膜癌的发生)。

【病理生理】卵巢和肾上腺中雄激素形成酶(细胞色素)功能失调→雄激素产生高水平→抑制卵泡成熟→卵泡闭锁→不能形成优势卵泡→高雄激素

和高雌激素,形成雄激素过多、持续无排卵的恶性循环。

多囊卵巢综合征(PCOS)与高胰岛素血症和胰岛素抵抗有关。

**【临床表现】**持续无排卵、雄激素过多。

1. 闭经。

2. 不孕。

3. 多毛、痤疮。

4. **肥胖** 雄激素过多和未结合睾酮比例增加引起,及雌激素的长期刺激有关。

5. **黑棘皮症** 阴唇、颈背部、腋下、乳房下和腹股沟等处皮肤出现灰褐色色素沉着,呈对称性,皮肤增厚,轻抚软如天鹅绒。

6. 双侧卵巢 2~3 倍增大、包膜厚、质坚韧。

**【内分泌特征】**

**1. 雄激素过多**

(1)卵巢的雄烯二酮和睾酮 + 肾上腺的脱氢表雄酮和脱氢表雄酮硫酸盐。

(2)性激素结合球蛋白(SHBG)减少,游离雄激素增多,活性增强。

**2. 雌酮过多**

(1)PCOS 时雌二醇维持相当于早、中期水平,而雌酮明显增高。

(2)PCOS 雌酮大部分由雄烯二酮在外周组织经局部芳香化酶作用转化而来。

### 3. 促性腺激素比值失常

(1)LH 升高：是下丘脑 - 垂体轴的脉冲式释放增加所致。

(2)FSH 低：是由于无对抗性雌激素和卵泡液中抑制素协同作用的结果。

(3)LH/FSH＞2~3，由于两种激素分泌皆呈脉冲式，而 LH 的半寿期短，故所测 LH/FSH 常低于此值。

### 4. 胰岛素过多

(1)胰岛素高于生理水平，系机体存在胰岛素抵抗所致。

(2)高胰岛素血症与高雄激素并存：胰岛素与胰岛素样生长因子共同作用于卵泡膜细胞，促使合成雄烯二酮和睾酮所致。

(3)胰岛素过多与黑棘皮症有关。

【诊断】根据病史＋临床(扪及增大的卵巢)＋辅助检查结果进行诊断

1. **基础体温**　单相。

2. **B超**　显示子宫小于正常；双侧卵巢均匀性增大，包膜回声增强，轮廓较光滑，内部回声强弱不均，可见多个大小不等的无回声区围绕卵巢边缘，有时散在分布于卵巢内。

3. **诊断性刮宫** 于月经前数天、月经来潮 6 小时内行诊断性刮宫,子宫内膜呈增生期或增生过长,无分泌期变化。年龄 >50 岁,诊断性刮宫,以早期发现子宫内膜不典型增生或子宫内膜癌。

4. **腹腔镜(取代盆腔充气造影或盆腔双重造影)** 双侧卵巢增大。

5. **激素测定**

(1)血清 FSH 值偏低而 LH 值升高,LH/FSH>2~3。

(2)血清睾酮、双氢睾酮、雄烯二酮:浓度增高,睾酮水平通常不超过正常范围上限 2 倍。

(3)尿 17- 酮皮质类固醇(肾上腺皮质醇的水平):正常或轻度升高,升高时提示肾上腺功能亢进。

(4)血清雌激素:正常值或稍增高,其水平恒定,无周期性变化,$E_1/E_2>1$。

(5)血清催乳素(PRL)。

(6)其他检查:PCOS 尤其肥胖患者,应测定空腹血糖、口服葡萄糖耐量试验、空腹胰岛素水平、葡萄糖负荷后血清胰岛素最高浓度。

6. **腹腔镜检查** 见卵巢增大,包膜增厚,表面光滑,呈灰白色,有新生血管。包膜下显露多个卵泡,但无排卵征象(排卵孔、血体或黄体)。腹腔镜下取卵巢组织送病检确诊,并进行治疗。

【鉴别诊断】

1. 卵泡膜细胞增殖症。

2. 卵巢男性化肿瘤(睾丸母细胞瘤、门细胞瘤、肾上腺残迹肿瘤)。

3. 肾上腺皮质增生或肿瘤。

【治疗】

1. 锻炼减肥和限制高糖、高脂饮食,脂肪堆积过多会加剧高胰岛素和高雄激素的程度。也是导致无排卵的重要因素之一。体重下降 10kg 可减少胰岛素水平和睾酮水平,并有可能恢复排卵。

2. **药物治疗**

(1)抗雄激素

1)口服避孕药:用药 6~12 个周期可抑制毛发生长和治疗痤疮,约 2/3 患者有效。

2)达英 -35(diane-35、醋酸环内孕酮):月经第 5 天起,口服 1 片 /d,连续 21 天,停药 7 天后重复用药,共 3~6 个月。对抗雄激素过多,调整月经周期。

3)螺内酯:抑制卵巢和肾上腺生物合成雄激素。

4)促性腺激素释放激素激动剂:周期第 2 天肌内注射,每 28 天 1 次,共 6 个月。

5）糖皮质类固醇：因为 PCOS 雄激素过多是肾上腺来源或混合性来源。常用地塞米松 0.25mg/d，口服。

（2）诱发排卵：防卵巢过度刺激综合征：① HMG-hCG 不作为 PCOS 患者促排卵的首选方案；②多个卵泡达到成熟期或卵巢直径>6cm，不应加用 hCG。

**3. 手术治疗**

（1）腹腔镜手术：每侧卵巢打孔 4 个为宜，既能获得 90% 排卵率和 70% 妊娠率，又能减少粘连形成。

（2）卵巢楔形切除术：剖腹探查时先确定诊断，然后将双侧卵巢楔形切除 1/3 组织，以降低雄激素水平，从而减轻多毛症状，提高妊娠率。

# 第四节 痛 经

**痛经**：行经前后或月经期出现下腹疼痛、坠胀，伴腰酸或其他不适，程度较重以致影响生活和工作质量者。50% 妇女均有痛经，其中 10% 痛经严重。

**原发性痛经**：生殖器官无器质性病变的痛经。

**继发性痛经**：由于盆腔器质性疾病如子宫内膜

异位症、盆腔炎或宫颈狭窄等所引起的痛经。

## 【临床表现】

1. 原发性痛经在青少年期常见,多在初潮后6~12 个月发病。这时排卵周期多已建立,在孕激素作用下,分泌期子宫内膜剥脱时经血 PC 含量显著高于增生期内膜经血中浓度。

2. 疼痛多自月经来潮后开始,最早出现在经前12 小时;行经第一天疼痛最剧,持续 2~3 天缓解;疼痛程度不一,重者呈痉挛性:部位在耻骨上,可放射至腰骶部和大腿内侧。

3. 有时痛经伴发恶心、呕吐、腹泻、头晕、乏力等症状,严重时面色发白、出冷汗,与临床应用 PG 时引起胃肠道和心血管系统平滑肌过强收缩的副作用相似。

## 【诊断与鉴别诊断】

根据月经期下腹坠痛,妇科检查无阳性体征,临床即可诊断。但诊断时必须除外其他可能引起痛经的疾病。继发性痛经在初潮后数年方出现症状,大多有月经过多、不孕、放置宫内节育器或盆腔炎病史,妇科检查甚易发现引起痛经的器质性病变,腹腔镜检查是最有价值的辅助诊断方法。

## 【治疗】

1. **一般治疗** 重视精神心理治疗,阐明月经时轻度不适是生理反应。疼痛不能忍受时可作非麻醉性镇痛治疗,适当应用镇痛、镇静、解痉药。

2. **前列腺素合成酶抑制剂**　分为两类,均可抑制环氧合酶系统而减少 PG 的产生。

(1)苯基丙酸类:布洛芬,每天 4 次,或酮洛芬 25~50mg,4 次 /d。痛经缓解率 90%。

(2)灭酸类(PG 拮抗剂特性):氟芬那酸 200mg,3 次 /d;甲芬那酸 500mg,3 次 /d,月经开始服药,连续 2~3 天,疗效迅速而完全。

3. **口服避孕药**　抑制排卵适用于要求避孕的痛经妇女,疗效达 90% 以上。未婚少女可行雌、孕激素序贯疗法减轻症状。

# 第五节　经前期综合征

**经前期综合征**:妇女反复在黄体期周期性出现躯体、精神以及行为方面改变,严重者影响生活质量,月经来潮后,症状自然消失。

【临床表现】

出现于月经前 1~2 周,月经后消失。

主要症状有 3 类:

1. **躯体症状**　表现为头痛、乳房胀痛、腹部胀满、肢体水肿、体重增加、运动协调功能减退。

2. **精神症状** 激怒、焦虑、抑郁、情绪不稳定、疲乏以及饮食、睡眠、性欲改变。

3. **行为改变** 思想不集中、工作效率低、意外事故倾向,易有犯罪行为或自杀意图。

【诊断】

根据上述在经前期出现的周期性典型症状,诊断并不困难。

【鉴别诊断】

轻度精神病,心、肝、肾等疾病的水肿。

【治疗】

1. **精神治疗** 镇静剂解除忧虑,如在黄体后期口服艾司唑仑;苯巴比妥 0.03g,3 次 /d。

2. **氟西汀** 抗抑郁药,可选择地抑制中枢神经系统 5- 羟色胺的再摄取,口服 20mg,2 次 /d,于黄体期用药,不超过 3 个周期。

3. **利尿剂**

4. **孕激素替代治疗** 自周期第 16 天开始,每天口服甲羟孕酮 6mg,共 10 天。

5. **溴隐亭** 乳房胀痛伴高催乳素血症者,在后半周期给予溴隐亭 1.25~2.5mg 口服,2 次 /d,可使 90% 患者的症状消失。

6. **维生素 B** 调节自主神经系统与下丘脑 - 垂

体 - 卵巢轴的关系,抑制催乳素的合成。

# 第六节 围绝经期综合征

**围绝经期:**从接近绝经出现与绝经有关的内分泌、生物学和临床特征起至绝经一年内的期间。即绝经过渡期至绝经后 1 年。

**绝经:**月经完全停止 1 年以上(我国城市平均绝经年龄为 49.5 岁,农村年龄为 47.5 岁)。

**绝经过渡期:**多逐渐发生,历时约 4 年,偶可突然发生,表现不同程度的内分泌、躯体和心理方面变化。

**围绝经期综合征:**围绝经期妇女约 1/3 能通过神经内分泌的自我调节达到新的平衡而无自觉症状,2/3 妇女则可出现一系列性激素减少所致的症状。

**人工绝经:**除自然绝经外,两侧卵巢经手术切除或受放射线毁坏,可导致人工绝经,较自然绝经妇女更易发生围绝经期综合征。

## 【内分泌变化】

最早变化是卵巢功能衰退,然后才表现为下丘脑和垂体功能退化。此时期卵巢渐趋停止排卵,雌激素分泌减少,而促性腺激素分泌增多。绝经后,卵巢不能分泌雌激素,但仍分泌雄激素;促性腺激素水平逐渐升高。

1. **卵巢** 体积缩小,其重量仅为性成熟期妇女卵巢的 1/2~1/3。卵巢门血管硬化,卵巢皮质变薄,原始卵泡几乎已耗尽,不再排卵。

2. **性激素** 雌激素分泌逐渐减少,孕激素分泌停止。

3. **促性腺激素** FSH 和 LH 水平升高,FSH 升高较 LH 更显著,绝经后 2~3 年达最高水平,约持续10 年,至老年期下降。

4. **催乳素** 绝经后雌激素水平下降,下丘脑分泌催乳素抑制因子(PIF)增加,致使催乳素浓度降低。

5. **促性腺激素释放激素** 绝经后 GnRH 的分泌增加与 LH 相平行,说明下丘脑和垂体间仍保持良好功能。

6. **抑制素** 浓度下降,是反映卵巢功能衰退更敏感的标志。绝经后卵泡抑制素极低,而 FSH升高。

【临床表现】

1. **月经紊乱** 周期不规则、持续时间长、月经量增加,系无排卵性周期引起。围绝经期及绝经后妇女出现异常子宫出血,一定要警惕子宫内膜癌的发生。

### 2. 全身症状

(1)潮热：为最常见症状。面部和颈部皮肤阵阵发红。

(2)心血管疾病：易发生动脉粥样硬化、心肌缺血、心肌梗死、高血压和脑卒中。雌激素水平低下使血胆固醇水平升高，各种脂蛋白增加，而高密度脂蛋白/低密度脂蛋白比率降低。

(3)骨质疏松：绝经后妇女骨质吸收速度快于骨质生成，促使骨质丢失变为疏松，围绝经期过程中约25%妇女患有骨质疏松症，其发生与雌激素下降有关。

骨质疏松主要是指骨小梁减少，最后可能引起骨骼压缩使体格变小，严重者导致骨折(桡骨远端、股骨颈、椎体等部位易发生)。

(4)皮肤和毛发：皮肤变薄、干燥、皲裂；皮肤色素沉着，出现斑点；阴毛、腋毛有不同程度的丧失；躯体和四肢毛发增多或减少，偶有轻度脱发。

### 【治疗】

1. **一般治疗** 神经类型不稳定或精神状态不健全应进行心理治疗。选用适量的镇静药艾司唑仑2.5mg以助睡眠；谷维素调节自主神经功能，口服

20mg,每天 3 次；可乐定 0.15mg,每天 2~3 次,用以治疗潮热症状。为预防骨质疏松,老年妇女应坚持体格锻炼,增加日晒时间,摄入足量蛋白质及含钙丰富食物,并补充钙剂。

**2. 激素替代治疗(HRT)** 性激素治疗中以补充雌激素最为关键。雌激素受体分布于全身各重要器官,合理应用雌激素可控制围绝经期症状及疾病。

(1)适应证:主要包括因雌激素缺乏所致的老年性阴道炎、泌尿道感染、潮红潮热及精神症状,预防存在高危因素的心血管疾病、骨质疏松等。

(2)禁忌证:妊娠、严重肝病、胆汁淤积性疾病、血栓栓塞性疾病、原因不明的子宫出血及雌激素依赖性肿瘤患者应视为禁忌。

(3)制剂及剂量的选择:原则上尽量选用天然雌激素,以雌三醇和雌二醇间日给药最为安全有效。剂量应个体化,以取最小有效量为佳。

(4)用药途径:

1)口服:由于疗效肯定,迄今口服途径仍是绝大多数 HRT 妇女的一线治疗,除非患有肝病或血栓栓塞性疾病。口服途径的有利方面是,雌激素替代治疗时改善血脂和糖耐量的作用需通过肝效应。

2）非口服途径：包括阴道、皮肤及皮下给药。不论何种途径，均能解除潮热，防止骨质疏松，但尚未证明能否降低心血管疾病发生率。

（5）用药时间

1）短期用药：用药目的主要是为了解除围绝经期症状，待症状消失后即可停药。

2）长期用药：用于防治骨质疏松，HRT 至少持续 5~10 年以上，有人主张绝经后终生用药。

（6）常用方案：现主张雌、孕激素联合治疗以预防诱发子宫内膜增生过长和子宫内膜癌。

1）周期联合治疗：雌激素于周期第 1~25 天应用；孕激素于周期第 16~25 天应用，每周期停用 4~6 天。模拟自然月经周期，可预测撤药性出血。

2）序贯联合治疗：雌激素每天给予；孕激素每月给予 10~14 天。孕激素用药结束后发生撤药性出血。

3）连续联合治疗：雌激素每天给予；孕激素每天给予。不发生撤药性出血，但可发生不规则淋漓出血。适用于绝经多年的妇女。

4）无对抗单一雌激素治疗：适用于已行子宫切除术妇女。

（7）副作用及危险性

1) 子宫出血：HRT 时的异常出血，必须作诊断性刮宫以排除子宫内膜病变。

2) 性激素副作用：①雌激素：剂量过大时可引起乳房胀、白带多、头痛、水肿、色素沉着等，应酌情减量，或改用雌三醇。②孕激素：副作用包括抑郁、易怒、乳腺痛和水肿，患者常不易耐受。③雄激素：有发生高血脂、动脉粥样硬化、血栓栓塞性疾病危险，大量应用出现体重增加、多毛及痤疮。口服时影响肝功能。

3) 子宫内膜癌：HRT 使内膜增生过长的危险增加 6~12 倍。用倍美力 0.625mg/d。5 年以上时，发生子宫内膜癌的相对危险性为 4.8，8 年以上则相对危险性升至 8.22。每月加用孕激素 12~14 天，可以完全阻止子宫内膜腺囊型和腺瘤型增生，内膜癌的相对危险性降至 0.2~0.4。

4) 乳癌：HRT 治疗短于 5 年者，并不增加乳癌危险性。治疗期间的监测，HRT 已可较安全地长期应用。

**3. 其他药物治疗**

(1) 钙剂：氨基酸螯合钙胶囊，口服 1 粒 /d。

(2) 维生素 D：用于围绝经期妇女缺少户外活动者，口服 400~500U/d，与钙剂合用有利于钙的吸收完全。

(3)降钙素：是作用很强的骨吸收抑制剂。可缓解骨痛，稳定或增加骨量。用法：100U 肌内或皮下注射，每天或隔天 1 次，2 周后改为 50U，皮下注射，每周 2~3 次。副作用轻，可有恶心和潮热。

(4)双磷酸盐类：有较强的抗骨吸收作用，从而提高骨密度。常用氯甲双磷酸盐，口服 400~800mg/d，间断或连续服用。

（张 睿　陈志辽　钟沅月）

# 第十七章

# 子宫内膜异位症和子宫腺肌病

**子宫内膜异位症**：具有生长功能的子宫内膜组织出现在宫腔黏膜以外的身体其他部位。

**盆腔子宫内膜异位症**：绝大多数病变出现在盆腔内生殖器官和其邻近器官的腹膜面。

**子宫腺肌病**：子宫内膜生长在子宫肌层。

## 第一节　子宫内膜异位症

25~45 岁妇女多见，剖腹手术中，发生率约 5%~15%，此病可能为多基因遗传。

发生部位：卵巢（约占 80%）、宫骶韧带、子宫下部后壁浆膜面、直肠子宫陷凹、乙状结肠腹膜层、阴道直肠隔、宫颈、阴道、外阴、脐、膀胱、肾、输尿管、肺、胸膜、乳腺、淋巴结、手、臂、大腿。

## 【发病机制】

迄今未明,以下为各种学说。

1. 子宫内膜种植学说(猕猴实验证实)。

2. 体腔上皮化生学说。

3. 诱导学说。

4. 遗传学说。

5. 免疫调节与炎症学说。

6. **其他** 淋巴静脉播散,在位内膜决定论。

## 【临床分期】

分期方案甚多。1985 年美国生殖学会提出修正的子宫内膜异位症分期法较为明确,有利于评估疾病严重程度及选择治疗方案。

## 【临床表现】

20% 无明显不适。

1. **痛经和持续下腹痛** 继发性、进行性痛经是子宫内膜异位症的典型症状。

2. **月经失调** 15%~30% 经量增多、经期延长、经前点滴出血。

3. **不孕** 患者不孕率 40%(正常 15%)。

囊肿、破裂腹膜刺激征、触痛性结节、囊性偏实不活动包块,阴道后穹窿部扪及看到隆起的紫蓝色斑点、小结节、包块。

【诊断与鉴别诊断】

育龄妇女有继发性痛经进行性加重和不孕史，盆腔检查时扪及盆腔内有触痛性结节或子宫旁有不活动的囊性包块，即可初步诊断为子宫内膜异位症。

辅助检查(腹腔镜检、病检确诊)：

1. B 超。

2. 腹腔镜。

【注意事项】

1. 避免宫腔内手术操作。

2. 需用生理盐水洗净腹壁切口。

3. 月经来潮前禁作各种输卵管通畅试验，以免将子宫内膜推注入腹腔。

4. 在月经干净后 3~7 天内进行宫颈及阴道手术，包括宫颈电烙、激光和微波治疗以及整形术等，以免下次月经来潮时脱落的子宫内膜种植在尚未愈合的手术创面。

5. 人工流产负压吸宫术时，吸管应缓慢拔出，否则腔内外压差过大，宫腔内血液和内膜有随负压而被吸入腹腔内的危险。

6. **药物避孕** 抑制排卵，使子宫内膜萎缩和经量减少。

【治疗】

按年龄、症状、病变部位和范围以及对生育要求全面考虑。

治疗原则：①期待疗法；②保守生育功能手术；③保留卵巢功能（辅以激素治疗）；④根治性手术。

现分述如下：

**1. 期待疗法** 适用于轻微病变，数月随访 1 次。口服吲哚美辛、萘普生、布洛芬或双氯芬酸钠等对症治疗。一旦妊娠，病变组织多坏死、萎缩，分娩后症状可缓解，甚至病变完全消失，且不再复发。

**2. 药物治疗目的** 性激素使患者较长时间闭经。

（1）短效避孕药：抑制排卵，使子宫内膜和异位内膜萎缩，适用于有痛经症状，但暂无生育要求的患者。

（2）高效孕激素：采用乙炔雌二醇和高效孕激素长期连续服用 9 个月，造成类似妊娠的人工闭经以治疗内异症，故称假孕疗法。

（3）达那唑：睾酮衍生物，使子宫内膜萎缩导致患者短暂闭经，故称假绝经疗法。药物副作用有体重增加、乳房缩小、痤疮、皮脂增加、多毛、声音改变、头痛、潮热、性欲减退、肌痛性痉挛、肝功能损害（肝转氨酶显著升高时应停药）。

达那唑停药后 4~6 周月经恢复，治疗后可提高受孕率，待月经恢复正常 2 次后，内膜健全再考虑受孕为宜。

（4）孕三烯酮：有抗孕激素和抗雌激素作用，疗效和副作用与达那唑相同，但远较达那唑的副作用为低。

（5）促性腺激素释放激素激动剂。

3. **手术**　用于：①药物治疗后症状不缓解，局部病变加剧或生育功能仍未恢复者。②卵巢内膜异位囊肿直径>5~6cm，特别是迫切希望生育者。

（1）保留生育功能手术：年轻有生育要求的患者，药物治疗无效。腹腔镜或剖腹切净或灼除内膜异位灶，保留子宫和双侧、一侧、部分卵巢。①腹腔镜手术：病灶清除、粘连分离、巧囊穿刺抽液后注无水乙醇、囊肿剔除、卵巢成形术、卵巢切除术（镜下电灼并发症高、术后妊娠率可达70%以、但有复发可能）；②剖腹手术：适用于粘连广泛、病灶巨大的卵巢囊肿患者。

（2）保留卵巢功能手术：将盆腔内病灶及子宫予以切除，保留至少一侧卵巢或部分卵巢，用于年龄在45岁以下，且无生育要求的重症患者（少数患者在术后仍有复发）。

（3）根治性手术：将子宫、双侧附件及盆腔所有内异症病灶予以切除。45岁以上近绝经期的重症患者。

**4. 药物与手术联合治疗** 用药物治疗 2~3 个月以使内膜异位灶缩小、软化，适当缩小手术范围和有利于手术操作。术后亦可给予药物治疗 2~3 个月以使残留的内膜异位灶萎缩退化，从而降低术后复发率（无证据说明手术前后加用药物可提高受孕率）。

**5. 特殊不孕治疗** 不孕、极轻度内异位症患者，可先用氯米芬治疗 2~3 个月→无效时氯米芬加宫腔内人工授精→仍无效时给予促性腺激素刺激排卵或同时加宫腔内人工授精→最后再采用体外授精和胚胎移植术。

## 第二节　子宫腺肌病

子宫腺肌病：当子宫内膜腺体及间质侵入子宫肌层，也称内在性子宫内膜异位症，与非子宫肌层的内膜异位症——外在性子宫内膜异位症区别，70%患者有临床症状。

【病因】

多次妊娠、分娩时子宫壁创伤、慢性子宫内膜炎相关。与高雌激素的刺激有关。

【病理】

子宫均匀增大（<12 周子宫）。子宫内病灶有

弥漫型及局限型两种,多累及后壁,故后壁常较前壁厚,剖开见到粗厚的肌纤维带和微囊腔,腔中偶可见陈旧血液。

子宫腺肌瘤:少数子宫内膜在子宫肌层中呈局限性生长形成结节或团块,类似肌壁间肌瘤。周围无包膜,难以手术从肌层剥出。

### 【临床表现及诊断】

30% 患者无任何临床症状。

30 岁以上经产妇,经量增多、经期延长、逐年加剧的进行性痛经,子宫呈均匀性增大或局限性结节隆起。质硬而有压痛,经期压痛尤为显著,应首先考虑为子宫腺肌病。

B 超见肌层种植的内膜强回声。

### 【治疗】

治疗根据症状和年龄而定。

1. 用吲哚美辛、萘普生或布洛芬对症治疗后症状可缓解。

2. 若患者长期剧烈痛经,行全子宫切除术(卵巢是否保留取决于年龄和卵巢有无病变)。

3. 高效孕激素和假孕疗法对此病无效。

(陈志辽　张　睿)

# 第十八章

# 女性生殖器官发育异常

## 第一节 女性生殖器官的发生

**女性生殖系统:**①生殖腺;②生殖管道;③外生殖器。

(一) 生殖腺的发生

外侧隆起为中肾,内侧隆起为生殖嵴。胚胎第3~4周时。在卵黄囊内胚层内,出现许多个较体细胞为大的生殖细胞,称为原始生殖细胞约在胚胎第4~6周末,原始生殖细胞沿肠系膜迁移到生殖嵴,并被性索包围,形成原始生殖腺。

原始生殖腺→睾丸或卵巢分化的双向潜能,其进一步分化取决于有无睾丸决定因子的存在。

Y染色体短臂性决定区即是睾丸决定因子所在,在生殖腺分化中所起的关键作用。如无睾丸决定因子的存在,在胚胎第8周时,原始生殖腺即分化为卵巢,故卵巢及其生殖细胞的发育和形成不是由于两条 X 染色体的存在,而是由于缺乏 Y 染色体短臂上性决定区基因所致。

## (二) 生殖管道的发生

生殖嵴外侧的中肾有两对纵行管道:①中肾管:为男性生殖管道始基;②副中肾管:为女性生殖管道始基。

当生殖腺发育为卵巢后,中肾管退化,两侧副中肾管的头段形成两侧输卵管,两侧中段和尾段开始并合,构成子宫及阴道上段。中隔约在胎儿 12 周末中隔消失,成为单一内腔。副中肾管最尾端与尿生殖窦相连,并同时分裂增殖,形成一实质圆柱状体称阴道板。随后阴道板由上向下穿道,形成阴道腔。阴道腔与尿生殖窦之间有一层薄膜为处女膜。

## (三) 外生殖器的发生

胚胎初期的泄殖腔分化为后方的直肠与前方的尿生殖窦,两侧隆起为尿生殖褶。褶的前方隆起,称生殖结节。生殖腺为卵巢时,第 12 周末生殖结节发育成阴蒂。两侧的尿生殖褶不合并。形成小阴唇,左右阴唇阴囊隆起发育成大阴唇。尿道沟扩展,并与尿生殖窦下段共同形成阴道前庭。

外生殖器的分化虽受性染色体支配,但向雌性分化是胚胎发育的自然规律,它不需雌激素的作用。

另外,即使睾丸分泌睾酮,但外阴缺乏 5α- 还原酶或无睾酮受体存在,外生殖器仍将向女性转化,表现为两性畸形。

## 第二节　女性生殖器官发育异常

**常见异常:** ①正常管道形成受阻:处女膜闭锁、阴道横隔、阴道纵隔、阴道闭锁、宫颈闭锁;②副中肾管衍化物发育不全:无子宫、无阴道、痕迹子宫、子宫发育不良、单角子宫、始基子宫、输卵管发育异常;③副中肾管衍化物融合障碍:双子宫、双角子宫、鞍状子宫、纵隔子宫等。

### 一、处女膜闭锁(无孔处女膜)

幼女因大量黏液潴留在阴道内,导致处女膜向外凸出而确诊。绝大多数患者至青春期因逐渐加剧的周期性下腹痛,但无月经来潮时始被发现,严重者伴便秘、肛门坠胀,确诊后应即在骶麻下手术。穿刺处女膜正中膨隆部,抽出褐色积血后,即将处女膜作"X"形切开,边引流积血,边切除多余的处女膜瓣,使切口呈圆形。再用 3-0 肠线缝合切口边缘黏膜,以保持引流通畅和防止切缘粘连。积血大都排出后,常规检查宫颈是否正常,给予抗感染药物。

## 二、阴道发育异常

**1. 先天性无阴道** 为双侧副中肾管发育不全的结果,故先天性无阴道几乎均合并无子宫或仅有痕迹子宫,但卵巢一般均正常。患者多系青春期后一直无月经来潮,或因婚后性交困难而就诊。检查可见外阴和第二性征发育正常,但无阴道口或仅在阴道外口处见一浅凹陷,有时可见到由尿生殖窦内陷所形成的约 2cm 短浅阴道盲端。治疗为初潮时即行人工阴道成形术,同时引流宫腔积血以保存子宫生育功能。无法保留子宫者,应予切除。

**2. 阴道闭锁** 为尿生殖窦未参与形成阴道下段所致。闭锁位于阴道下段,长约 2~3cm,其上多为正常阴道。症状与处女膜闭锁相似,检查时亦无阴道开口,治疗应尽早手术,术后定期扩张阴道以防挛缩。

**3. 阴道横隔** 为两侧副中肾管会合后的尾端与尿生殖窦相接处未贯通或部分贯通所致。横隔可位于阴道内任何部位,但以上、中段交界处为多见,其厚度约为 1cm。

若横隔阻碍胎先露部下降,横隔薄者,当胎先露部下降至横隔鼓起撑得极薄时,切开后胎儿即能经阴道娩出;横隔厚者应行剖宫产。

**4. 阴道纵隔**　为双侧副中肾管会合后,其中隔未消失或未完全消失所致。有完全纵隔和不完全纵隔两种。完全纵隔形成双阴道。常合并双宫颈、双子宫。有时纵隔偏向一侧形成斜隔,导致该侧阴道完全闭锁,可出现因经血潴留所形成的阴道侧方包块。绝大多数阴道纵隔无症状,有些是婚后性交困难才被发现,另一些可能晚至分娩时产程进展缓慢才确诊。若斜隔妨碍经血排出或纵隔影响性交时,应将其切除,创面缝合以防粘连。若临产后发现纵隔阻碍胎先露部下降,可沿隔中部切断,分娩后缝合切缘止血。

## 三、先天性宫颈闭锁

临床上罕见。青春期后可因宫腔积血而出现周期性腹痛,经血还可经输卵管逆流入腹腔,引起盆腔内异症。治疗可手术穿通宫颈,建立人工宫阴道通道或行子宫切除术。

## 四、子宫未发育或发育不全

**1. 先天性无子宫**　两侧副中肾管中段及尾段未发育和会合所致,常合并无阴道,但卵巢发育正常,第二性征不受影响。直肠、腹部扪不到子宫。

**2. 始基子宫(痕迹子宫)**　两侧副中肾管会合后

不久即停止发育所致,常合并无阴道。子宫极小,仅长 1~3cm,无宫腔。

**3. 子宫发育不良(幼稚子宫)**　副中肾管会合后短时期内即停止发育所致。子宫较正常小,有时极度前屈或后屈。宫颈呈圆锥形,相对较长,宫体与宫颈比为 1∶1 或 2∶3。人工周期治疗。

## 五、子宫发育异常

**1. 双子宫**　两侧副中肾管完全未融合,各自发育形成两个子宫和两个宫颈,阴道也完全分开,左右侧子宫各有单一的输卵管和卵巢。患者无任何自觉症状,一般是在人工流产、产前检查甚至分娩时偶然发现。早期人工流产时可能误刮未孕侧子宫,以致漏刮胚胎,子宫继续增大。妊娠晚期胎位异常率增加,分娩时未孕侧子宫可能阻碍胎先露部下降,子宫收缩乏力亦较多见,故剖宫产率增加。

异期复孕偶可见于双子宫患者,即不同时期卵子受精后。每侧子宫各有一胎儿。

阴道内纵隔妨碍性交,出现性交困难或性交痛。

**2. 双角子宫和鞍状子宫**　因宫底部融合不全而呈双角,称双角子宫;轻度者仅宫底部稍下陷而呈鞍状称鞍状子宫。若双角子宫出现反复流产时,应行子宫整形术。

3. **中隔子宫** 两侧副中肾管融合不全，可在宫腔内形成中隔，从宫底至宫颈内口将宫腔完全隔为两部分者为完全中隔；仅部分隔开者为不全中隔。中隔子宫易发生流产、早产和胎位异常；若胎盘粘连在隔上，可出现产后胎盘滞留。中隔子宫外形正常，子宫输卵管碘油造影或子宫镜检查确诊，须手术切除。

4. **单角子宫** 仅一侧副中肾管发育而成为单角子宫。另侧副中肾管完全未发育或未形成管道。未发育侧的卵巢、输卵管、肾亦往往同时缺如。妊娠可发生在单角子宫，但流产、早产较多见。

5. **残角子宫** 有一侧副中肾管发育正常，另一侧发育不全形成残角子宫。可伴同侧泌尿道发育畸形。

若妊娠发生在残角子宫内，人工流产时无法刮到，至妊娠16~20周时往往破裂而出现典型的输卵管妊娠破裂症状，出血量更多，若不及时手术切除破裂的残角子宫，患者可因大量内出血而死亡。

## 第三节　两性畸形

**两性畸形**：男女性别可根据性染色质和性染色体、生殖腺结构、外生殖器形态以及第二性征加以区分。但有些患者生殖器官同时具有某些男女两性特征。

**男性假两性畸形**：患者染色体核型为 46,XY，生殖腺为睾丸，无子宫，但因阴茎极小以及生精功能异常，一般无生育能力。此畸形是由于男性胚胎或胎儿在宫腔内接触的雄激素过少所致。

**混合型生殖腺发育不全**：染色体为含有(45,X)与另一含有至少一个 Y 的嵌合型，混合型系指一侧为异常睾丸，另一侧为未分化生殖腺、生殖腺呈索状痕迹或生殖腺缺如。患者外阴部分男性化，表现为阴蒂增大、外阴不同程度融合、尿道下裂。

**单纯型生殖腺发育不全**：染色体核型为 46,XY，但生殖腺未能分化为睾丸而呈索状，故无男性激素分泌，副中肾管亦不退化，患者表型为女性，但身体较高大，有发育不良的子宫、输卵管，青春期乳房及毛发发育差，无月经来潮。

【治疗】

根据社会性别、本人愿望、畸形程度予以矫治。

原则上无论何种两性畸形，除阴茎发育较好者外，均以按女性抚养为宜。

常见的两性畸形治疗方法如下：

1. **先天性肾上腺皮质增生**　终生给予可的松类药物，防止外阴进一步男性化及骨骺提前闭合，促进女性生殖器官发育和月经来潮,甚至有受孕和分娩的可能;切除肥大的阴蒂、保留阴蒂头,使之接近正常女性阴蒂大小。

**2. 雄激素不敏感综合征**　无论完全型或不完全型均以按女性抚育为宜。提前作整形术并切除双侧睾丸。凡阴道过短有碍性生活者可行阴道成形术。

**3. 男性假两性畸形**　恶变的概率较大,年龄可能很小,确诊后应尽早切除未分化的生殖腺。

**4. 真两性畸形**　性别的确定主要取决于外生殖器的功能状态,应将不需要的生殖腺切除。

（钟沅月　张　睿　陈志辽）

# 第十九章
## 女性生殖器官损伤性疾病

正常情况下,宫颈外口位于坐骨棘水平以上。

## 第一节　阴道前后壁脱垂

### 一、阴道前壁脱垂

耻骨膀胱宫颈筋膜前段受损,尿道及与其紧邻的阴道前壁下 1/3 段则以尿道外口为固定点,向后旋转和下降,形成尿道膨出。

【临床表现】

轻者无明显症状。重者自觉下坠、腰酸,并有块状物自阴道脱出,实为膨出的阴道前壁。长久站立、激烈活动后或加腹压时块状物增大。下坠感更明显。

张力性尿失禁:膀胱膨出合并尿道膨出、阴道前壁完全膨出时,尿道膀胱后角消失,在咳嗽、用力屏气等增加腹压时有尿液溢出。

【诊断】

明显自觉症状＋阴道检查,阴道口松弛常伴有陈旧性会阴撕裂。阴道前壁呈半球形隆起,触之柔软,该处黏膜变薄透亮,皱襞消失。当患者用力屏气时,膨出的阴道前壁明显可见,若同时见尿液溢出,表明合并膀胱膨出及尿道膨出。导尿可扪及金属导尿管位于膨出的块物内。

【预防】

正确处理产程、会阴撕裂应立即修复;产后避免过早参加重体力劳动,产后做保健操。

【处理】

无症状随访。有症状不宜手术者,子宫托可缓解症状。自觉症状明显者行阴道前壁修补术。

## 二、阴道后壁脱垂

肠膨出:若损伤发生在耻骨尾骨肌纤维,可引起直肠子宫陷凹疝,疝囊内有肠管。

【临床表现】

轻者多无不适。重者自觉下坠、腰痛及排便困难,有时需用手指推压膨出的阴道后壁方能排出粪便。

【诊断】

检查见阴道后壁呈半球状块物膨出,肛诊时指端向前可进入阴道的盲袋内。患者多伴有陈旧性会阴撕裂。

【预防】

同阴道前壁脱垂。

【治疗】

轻者不需治疗,重者多伴有阴道前壁脱垂,应行阴道前后壁及会阴修补术。

## 第二节　子宫脱垂

**子宫脱垂:**子宫下降,宫颈外口达坐骨棘水平以下,甚至子宫全部脱出于阴道口以外,常伴发阴道前壁和后壁脱垂。

【病因】

1. **分娩损伤(最主要病因)** 产伤、过早重体力劳动、多次分娩。

2. 慢性咳嗽、排便困难、超重负荷(举重、长期站立)、盆腔大肿瘤、大量腹水。

3. 盆底发育不良或退行性变。

【临床分度】

1981 年全国"两病"科研协作组将子宫脱垂分

为三度：

**Ⅰ度**　轻型：宫颈外口距处女膜缘<4cm，未达处女膜缘。

重型：宫颈外口已达处女膜缘，未超出该缘，检查时在阴道口可见到宫颈。

**Ⅱ度**　轻型：宫颈已脱出阴道口，宫体仍在阴道内。

重型：宫颈及部分宫体已脱出于阴道口。

**Ⅲ度**　宫颈及宫体全部脱出至阴道口外。

【临床表现】

**Ⅰ度**：多无自觉症状。

**Ⅱ、Ⅲ度**：腰骶部疼痛或下坠感、块状物脱出阴道口。宫颈出现溃疡、感染、张力性尿失禁。宫颈及阴道黏膜多明显增厚，宫颈肥大，不少病例宫颈管显著延长。

子宫脱垂很少引起月经失调，能回纳通常并不影响受孕，能经阴道分娩。

【诊断】

1. **病史+妇科检查**　予分度、了解阴道前后壁脱垂、会阴破裂程度、诊断有无张力性尿失禁。

2. **张力性尿失禁**　患者不解小便，取仰卧截石位，观察咳嗽时有无尿液自尿道口溢出。若见尿液溢出，检查者用示、中两指分别轻压尿道两侧，再嘱患者咳嗽,若尿液不再溢出,提示有张力性尿失禁。

【鉴别诊断】

1. 阴道前壁脱垂。

2. 阴道壁囊肿壁薄。

3. 子宫黏膜下肌瘤、宫颈肌瘤。

4. 宫颈延长。

【预防】

防止生育过多、过密,正确处理产程,保护好会阴,选择剖宫产,避免产后参加重体力劳动,治疗慢性咳嗽、习惯性便秘,提倡产后保健操。

【治疗】

安全、简单和有效为原则

1. **支持疗法**　营养,避免重体力劳动,保持大便通畅,治疗慢性咳嗽。

2. **非手术疗法**　①中药补中益气汤;②宫旁注射无水乙醇等硬化剂;③物理治疗;④采用子宫托。

注意事项:①子宫托的大小应适宜;②子宫托应在每晨放、晚取;③放托后应每 3~6 个月复查一次。

3. **手术方案**

(1)阴道前后壁修补术(Ⅱ、Ⅲ度阴道前、后壁脱垂患者)。

(2)阴道前后壁修补 + 主韧带缩短 + 宫颈部分

切除术,称曼氏手术(年龄较轻、宫颈延长的Ⅱ、Ⅲ度子宫脱垂患者)。

(3) 经阴道子宫全切除 + 阴道前后壁修补术(Ⅱ、Ⅲ度子宫脱垂伴前后壁脱垂、年龄较大、无需考虑生育的患者)。

(4) 阴道纵隔形成术(Le Fort 手术):将阴道前后壁各切除相等大小的黏膜瓣,然后将阴道前后壁剥离创面相对缝合以部分封闭阴道,术后失去性交功能(年老体弱不能耐受较大手术者)。

# 第三节　生殖器官瘘

## 一、泌尿生殖瘘

**泌尿生殖瘘(简称尿瘘):** 生殖道与泌尿道之间形成的异常通道。

**种类:**①膀胱阴道瘘;②膀胱宫颈瘘;③尿道阴道瘘;④膀胱尿道阴道瘘;⑤膀胱宫颈阴道瘘;⑥输尿管阴道瘘。(膀胱阴道瘘最多见,有时两种类型尿瘘同时并存)

**【临床表现】**

1. **坏死型尿瘘**　产后及手术后 3~7 天开始漏尿;手术损伤:术后立即开始漏尿。

2. 外阴皮炎、外阴灼痛,行动不便。

3. 尿路感染伴有膀胱结石、尿痛、尿急症状。

4. 闭经(与精神创伤可能有关)。

【诊断】

1. 亚甲蓝试验。

2. 靛胭脂试验。

3. 膀胱镜检查。

4. 肾显像。

5. 肾造影。

【预防】

1. 预防产伤、手术分娩时,术前必先导尿,小心使用手术器械。

2. 产程长、膀胱及阴道受压过久、疑有损伤,产后留置导尿管持续开放 10~14 天。

3. 手术所致的尿瘘多系子宫全切术时损伤输尿管,应明确解剖关系后再行切除术。

4. 术时发现有输尿管或膀胱损伤,应及时修补以防尿瘘形成。

【治疗】

手术治疗(结核、肿瘤所致者,先针对病因进行治疗)。

产后和妇科手术后 7 天内发生的尿瘘,经放置膀胱内保留导尿管或输尿管导管后,偶有自行愈合的可能。年老体弱不能耐受手术者,用尿收集器保守治疗。

**1. 手术时间**

(1)新鲜清洁瘘孔→立即修补。

(2)坏死型感染尿瘘→等 3~6 个月,炎症消除、瘢痕软化、局部血供正常后再行手术。

(3)瘘管修补失败→等待 3 个月再行手术。

(4)膀胱内结石伴炎症→控制炎症后取石 + 修补术。

(5)月经期→月经净后 3~7 天内手术。

**2. 手术途径**　经阴道、经腹、经阴道腹部联合(膀胱阴道瘘和尿道阴道瘘经阴道手术,输尿管阴道瘘多需经腹手术)。

**3. 术前准备**

(1)术前 3~5 天用 1∶5 000 高锰酸钾液坐浴。

(2)老年妇女或闭经患者,口服雌激素半月,促进阴道上皮增生,利于伤口愈合。

(3)有尿路感染,先控制感染,再行手术。

(4)术前数小时开始应用抗生素预防感染。

(5)必要时术前给予地塞米松,促使瘢痕软化。

**4. 术后护理**

(1)术后留置导尿管或耻骨上膀胱造瘘,保证引流持续通畅。

（2）导尿管保留 7~14 天不等。

（3）术后每天进液量不应少于 3 000ml，大量尿液冲洗膀胱，防止发生尿路感染。

（4）外阴部应每天擦洗干净。

（5）术后抗感染。用雌激素，术后继续服用 1 个月。

## 二、粪瘘

粪瘘：人体肠道与生殖道之间有异常沟通，致使粪便由阴道壁排出（直肠阴道瘘居多）。

【临床表现】

粪便经阴道排出、瘘孔极小阴道内不时出现阵发性排气现象。

【诊断】

病因 + 窥器暴露下，见瘘孔、小肉芽样组织，探针确诊。小肠或结肠阴道瘘经钡剂灌肠确诊。

【预防】

注意产程处理、保护会阴，避免会阴Ⅲ度撕裂；缝合后常规肛查，避免长期放置子宫托不取。

癌肿放射治疗时，应掌握放射剂量和操作技术。

【治疗】

坏死性粪瘘，等 3~6 个月后炎症完全消退再行手术。

1. 术前 3 天进少渣饮食,每天用 1 : 5 000 高锰酸钾液坐浴 1~2 次。口服诺氟沙星、链霉素、庆大霉素、甲硝唑。

2. 手术前晚和手术当日晨行清洁灌肠。

3. 术后保持局部清洁,每天碘伏擦洗 2 次。

4. 进少渣饮食 4 天,口服洛哌丁胺连服 3~4 天,控制 4~5 天不排便。

5. 术后第 5 天口服缓泻剂、常用液状石蜡 30~40ml。

6. 通常于排便后拆线。

**(张　睿　陈志辽)**

# 第二十章

# 计划生育

## 第一节　工具避孕法

### 一、宫内节育器

（一）两大种类

1. **第一代**　惰性宫内节育器，由金属、硅胶、塑料、尼龙等惰性材料制成，已停产。

2. **第二代**　活性宫内节育器，由金属、激素、药物、磁性物质等制成，可提高效果、减少副作用。

（1）带铜宫内节育器

1）带铜 T 型。

2）带铜 V 型。

（2）药物缓释宫内节育器

1）含孕激素 T 形宫内节育器：含左旋 18 甲基炔诺酮 LNG、孕酮。

2)含活性物的宫内节育器：含锌、磁、前列腺素合成酶抑制剂、抗纤溶药物。

3. 第三代节育器已在研制,致力于降低脱落率和其他并发症。

**(二) 宫内节育器放置术**

1. **适应证** 凡育龄妇女无禁忌证、要求放置IUD者。

2. **放置时间** 月经干净后3~7天放置。人工流产后立即放置,但术后宫腔深度应<10cm为宜。产后满3个月、剖宫产后6个月,哺乳期先排除早孕后。

3. **放置方法** 常规消毒铺巾,探测宫腔深度,用放置器将节育器推进,上缘必须抵达宫底部,观察无出血。

4. **术后注意事项** 休息3天,2周内忌性交及盆浴,定期进行随访,防IUD脱落。

**(三) 宫内节育器取出术**

1. **适应证**

(1)计划生育或已无性生活不再需要避孕者。

(2)放置期限已满需要更换者。

(3)绝经过渡期停经1年内。

(4)拟改用其他避孕措施或节育者。

**2. 并发症**

(1) 子宫穿孔：①子宫位置检查错误；②哺乳期子宫薄而软。

(2) 感染。

(3) 节育器嵌顿。

(4) 出血。

(5) 腰酸腹坠。

**(四) 宫内节育器的脱落与带器妊娠**

1. 脱落 (多在头 3 个月内发生)。

2. 带器妊娠多见于 IUD 下移、脱位、或异位。

## 二、阴茎套

阴茎套也称避孕套，避孕率达 93%~95%，且具有防止性传播疾病的传染作用，故应用广泛。

## 第二节　药物避孕

避孕药物分以下三类。

1. **睾酮衍生物**　炔诺酮、18- 甲基炔诺酮、双醋炔诺醇等。

2. **孕酮衍生物**　甲地孕酮、甲孕酮、氯地孕酮等。

3. **雌激素衍生物**　炔雌醇、炔雌醇环戊醚、戊酸炔雌醇等。

# 一、短效口服避孕药

## (一) 复方短效口服避孕药

由雌激素和孕激素配伍而成(最早,最广泛),避孕成功率99.95%。

剂型:①糖衣片(药在糖衣中);②纸型片(药在可溶性纸上);③滴丸(药稀释于明胶液中)。

### 1. 作用机制

(1)抑制排卵:药物抑制下丘脑、影响垂体,故不发生排卵。

(2)宫颈黏液变稠:不利于精子穿透。

(3)改变子宫内膜形态与功能,形成子宫内膜分泌不良,不适于受精卵着床。

### 2. 适应证　生育年龄的健康妇女均可服用。

### 3. 禁忌证

(1)严重心血管疾病。

(2)急、慢性肝炎或肾炎。

(3)血液病或血栓性疾病。

(4)内分泌疾病如糖尿病需用胰岛素控制者、甲状腺功能亢进者。

(5)恶性肿瘤、癌前病变、子宫或乳房肿块患者。

(6)哺乳期不宜服用,因避孕药抑制乳汁分泌,并使其蛋白质、脂肪含量下降。

(7)产后未满 6 个月或月经未来期者。

(8)月经稀少或年龄>45 岁者。

(9)年龄>35 岁吸烟妇女(防卵巢功能早衰)。

(10)精神病生活不能自理者。

### 4. 用法及注意事项

(1)月经周期第 5 天开始,每晚 1 片,连服 22 天,不能间断,若漏服可于次晨补服 1 片。

(2)停药后 2~3 天发生撤药性出血,犹如月经来潮。

(3)若停药 7 天尚无月经来潮,则当晚开始第 2 周期药物。

(4)若再次无月经出现,宜停药检查原因,酌情处理。

### 5. 药物副作用

(1)类早孕反应。

(2)影响月经。

(3)体重增加。

(4)色素沉着。

(5)其他:无致畸证据(停药 6 个月后再受孕为妥),不增加生殖器官恶性肿瘤的发生率,长期应用甾体避孕药是安全的,不影响健康。

### (二) 复方三相口服避孕药

复方三相口服避孕药(简称三相片):模仿正常月经周期中内源性雌、孕激素水平变化。

将 1 个周期服药天数分成 3 个阶段,各阶段雌、孕激素剂量均不相同,顺序服用,每天 1 片,共 21 天。具体如下。

1. **第一相** 即月经周期早期给予两种激素量均低的药片,计 1~6 片,浅黄色。

2. **第二相** 即月经周期中期给予两种激素量均高的药片,计 7~11 片,白色。

3. **第三相** 即月经周期后期用孕激素量高而雌激素量低的药片,计 12~21 片,棕色。

第一周期从月经周期第 1 天开始服用,第二周期后改为第 3 天开始。若停药 7 天无撤药性出血,则自停药第 8 天开始服下周期三相片。

## 二、长效口服避孕药

1. **机制** 长效雌激素炔雌醚,从胃肠道吸收后,储存于脂肪组织内缓慢释。

2. **用法** 第 1 个月于月经周期第 5 天和第 12 天各肌内注射 1 支,以后在每次月经周期第 10~12 天肌内注射 1 支。一般于注射后 12~16 天月经来潮。

3. **副作用**　月经周期不规则或经量多,对症用止血药、雌激素、短效口服避孕药。

## 三、速效避孕药(探亲避孕药)

机制:不利于受精卵着床;不利于精子穿过;抗排卵作用。

用法

1. **炔诺酮**　若探亲时间在 14 天以内,于性交当晚及以后每晚口服 1 片;若已服 14 天而探亲期未满,可改用口服避孕药 1 号或 2 号至探亲结束。避孕率达 99.7%。停药后一般 7 天内月经来潮,经量基本不变。

2. **甲地孕酮**　性交前 8 小时服 1 片,当晚再服 1 片,以后每晚服 1 片,直到探亲结束次晨加服 1 片。避孕率为 99.7%。

3. **18- 甲基炔诺酮**　性交前 1~2 天开始应用,服法同炔诺酮。

4. **事后探亲片**　即 53 号避孕药,性交后立即服 1 片,次晨加服 1 片,服药时间不受月经周期限制,也不需连续服药,但副作用发生率较高,现多用于意外性生活的紧急补救措施。

5. **甲醚抗孕丸**　探亲当日中午含服 1 丸,以后每次性交后服 1 丸。避孕率为 99.6%。

## 四、缓释系统避孕药

将避孕药（主要是孕激素）与具备缓慢释放性能的高分子化合物制成多种剂型，在体内持续恒定进行微量释放，起长效避孕作用。

1. **皮下埋植**　副作用：不规则少量阴道流血或点滴出血。

2. 缓释阴道避孕环。

3. 微球和微囊避孕针。

4. 避孕贴片。

## 五、外用避孕药

避孕药膜以壬苯醇醚为主药，避孕效果达 95%以上。

## 第三节　其他避孕方法

### 一、紧急避孕

紧急避孕指那些在无防护性性生活后或者避孕失败后几小时或几天内，妇女为防止非意愿性妊娠的发生而采用的避孕方法。

1. **机制**　阻止或延迟排卵，干扰受精或阻止着床。

2. **适应证**

(1)未使用任何避孕方法。

(2)避孕失败(避孕套破裂、滑脱,体外排精失败,安全期计算错误,漏服避孕药,宫内节育环脱落);

(3)遭到性暴力。

3. **禁忌证** 怀孕妇女。

4. **方法**

(1)宫内节育器:一般应在无保护性生活后 5 天(120 小时)之内放入带铜 IUD,其有效率可达 99%以上。

(2)紧急避孕药:有激素类或非激素两类,在无保护性生活后 72 小时之内口服紧急避孕药,其有效率可达 98%。

1)激素类:①雌、孕激素复方制剂;②单纯孕激素制剂;③单纯雌激素制剂:53 号避孕药,性交后立即服 1 片,次晨加服 1 片。

2)非激素类:米非司酮。

5. **副作用** 可能出现恶心、呕吐、不规则阴道流血。但非激素类——米非司酮的副作用少而轻。

## 二、安全期避孕法

卵子自卵巢排出后可存活 1~2 天,而受精能力最强时间是排卵后 24 小时内;精子进入女性生殖道可存活 2~3 天。因此,排卵前后 4~5 天内为易孕期,其余的时间不易受孕视为安全期。

安全期避孕法又称自然避孕法,单靠避开易孕期性生活而不用药具避孕。

安全期避孕法并不十分可靠,失败率达 20%。

## 三、GnRH-a 避孕

GnRH-a 的作用具有双相性。生理情况下,下丘脑释放的 GnRH 可促进 FSH、LH 的合成与分泌,随之促进卵泡发育和排卵,并释放性激素。当外源性非脉冲式投给大剂量 GnRH-a 时,它对垂体的升调节作用变为降调节。因 GnRH-a 的持续作用使垂体内的 LHRH 受体失去敏感性,不再对 GnRH-a 产生反应,由此阻碍了卵泡的发育和排卵而达到避孕目的。GnRH-a 的避孕效果、有效剂量及给药途径仍在研究中。

## 四、免疫避孕法

1. **导向药物避孕** 目前导向药物抗生育研究

成为热点,它利用单抗将药物导向受精卵或滋养层细胞,引起抗原抗体反应,而达到抗着床目的。由于导向药物可提高靶细胞药物浓度,降低血中药物滞留,从而减少药物对机体的非特异损伤。制备导向药物时应首先确定靶抗原,包绕卵子的透明带特异性强,是抗着床较理想的靶抗原。然后制备单抗,再选择抗生育药物(如肿瘤坏死因子),是两者进行间接共价结合。目前虽已具备研制导向药物的基础,但尚需解决单抗免疫原性问题,有待于人杂交瘤技术的突破和完善。

2. **抗生育疫苗** 澳大利亚等国研制的抗 HCG 疫苗,能使卵子透明带产生抗体。

# 第四节 人工流产

## 一、药物流产

20 世纪 90 年代,国产米非司酮配伍米索前列醇被批准用于终止早孕,完全流产率在 90% 以上。

米非司酮类似炔诺酮,具有抗孕酮、糖皮质醇和轻度抗雄激素特性,阻断孕酮活性而终止妊娠。

米非司酮 25mg,每天口服 2 次,连续 3 天,于第 4 天上午配伍米索前列醇 0.4mg,一次服完。适用于停经 7 周内孕妇,完全流产率达 90%~95%,且副作用轻。若药物流产失败,宜及时手术终止,防止休克。

## 二、人工流产术

### 1. 适应证

(1)因避孕失败要求终止妊娠者。

(2)因各种疾病不宜继续妊娠者。

### 2. 禁忌证

(1)各种疾病的急性期或严重的全身性疾患,需待治疗好转后住院手术。

(2)生殖器官急性炎症。

(3)妊娠剧吐酸中毒尚未纠正。

(4)术前两次体温 ≥ 37.5℃。

### 3. 手术操作

(1)负压吸引术:适用于妊娠 10 周以内者。

1)膀胱截石位,消毒铺巾,1% 利多卡因宫颈阻滞麻醉。

2)探测宫腔:子宫屈向和深度。

3)扩张宫颈:自 5 号扩张器开始,扩张至大于吸管半号或 1 号。

4)吸管吸宫:负压 400~500mmHg,按顺时针方向吸宫腔 1~2 周,取出吸管,见少量血性泡沫而无出血。

　5)小号刮匙轻刮宫腔 1 周,检查是否吸净。

　(2) 人工流产钳刮术:适用于妊娠 11~14 周时,因胎儿较大,需作钳刮及吸宫终止妊娠。

### 4. 并发症

　①子宫穿孔;②人工流产综合反应;③吸宫不全;④漏吸;⑤术中出血;⑥术后感染;⑦栓塞;⑧远期并发症:宫颈宫腔粘连、盆腔炎、月经紊乱、不孕。

（陈志辽　张　睿）

# 第二十一章

## 妇产科常用特殊检查

### 第一节 妊娠试验

(一) 生物测定法

生物测定法有小白鼠试验、雌兔试验、雌蟾蜍试验、雄蟾蜍试验。

(二) 免疫测定法

1. 凝集抑制试验。

2. 放射免疫测定法(RIA)。

3. 酶免疫测定法(EIA)。

4. 酶放大化学发光免疫。

### 第二节 阴道及宫颈细胞学检查

(一) 涂片种类和标本采集

1. **阴道涂片** 了解卵巢、胎盘功能——在阴道侧壁上 1/3 处轻轻刮取分泌物及细胞,涂于玻片上,置于 95% 乙醇内固定。

2. **宫颈刮片** 筛查早期宫颈癌,在宫颈外口鳞柱状上皮交接处,以宫颈外口为圆心,将小脚刮板轻轻刮取一周,避免损伤组织引起出血影响检查结果(白带过多,先用无菌干棉球轻轻擦净黏液,再刮取标本)。

3. **宫颈管吸片** 了解宫颈管内情况。

4. **宫腔吸片** 宫腔吸片疑宫腔内有恶性病变时,可采用宫腔吸片。

5. **局部印片** 用清洁玻片直接贴按病灶处作印片,常用于外阴、阴道的可疑病灶。

(二) TBS 描述性诊断

包括:①标本质量的信息;②病变的描述;③细胞病理学诊断;④处理的建议。

1. **感染** 有无真菌、细菌、原虫、病毒等感染。可诊断滴虫、念珠菌阴道炎,细菌性阴道病,衣原体感染,单纯疱疹病毒或巨细胞病毒感染以及人乳头瘤病毒感染。

2. **反应性和修复性改变** 如炎症(包括萎缩性阴道炎)或宫内节育器引起的上皮细胞反应性改变,以及放射治疗后的反应性改变。

3. **上皮细胞异常**

(1)鳞状上皮细胞异常

1)不典型鳞状上皮细胞,性质待定。

2)低度鳞状上皮内病变:感染;鳞状上皮轻度不典型增生;宫颈上皮内瘤样病变Ⅰ级。

3)高度鳞状上皮内瘤样病变:上皮中度和重度不典型增生及原位癌(CIN Ⅱ、Ⅲ、TIS)。

4)鳞状上皮细胞癌。

(2)腺上皮细胞异常

1)绝经后出现的变性子宫内膜细胞。

2)不典型腺上皮细胞、性质待定。

3)宫颈腺癌。

4)子宫内膜腺癌。

5)宫外腺癌。

6)腺癌:性质及来源待定。

**4. 其他恶性肿瘤细胞**

# 第三节　基础体温测定

**基础体温(BBT):**机体处于最基本情况下的体温,反映机体在静息状态下的能量代谢水平。

**1. 测量方法**　清晨醒后,不讲话,也不活动,取体温表放于舌下,测口腔温度5分钟。将测得的结果逐日记录于基础体温单上。

## 2. 临床应用

(1)指导避孕与受孕。

(2)协助诊断妊娠。

(3)协助诊断月经失调。

# 第四节　宫颈黏液检查

## 1. 四型结晶

(1)Ⅰ型:典型羊齿植物叶状结晶,主梗直而粗,分枝密而长。

(2)Ⅱ型:类似Ⅰ型,但主梗弯曲较软,分枝少而短,有如树枝着雪后的形态。

(3)Ⅲ型:为不典型结晶,树枝形象较模糊,分枝少而疏,呈离散状。

(4)Ⅳ型:主要为椭圆体或梭形物体,无羊齿植物叶状结晶。

第8~10天出现Ⅲ型结晶。排卵后又转为Ⅱ型及Ⅲ型,第22天左右转为排列成行的椭圆体。

## 2. 临床应用

(1)预测排卵期。

(2)诊断妊娠。

(3)诊断闭经。

(4)诊断功能失调性子宫出血。

# 第五节 常用激素测定

**妇产科临床常测定**：催乳素、胎盘生乳素、雌激素、孕激素、雄激素。

## 一、催乳素测定

上午 10 时取血测定。PRL 的主要功能是促进乳房发育及泌乳，与卵巢类固醇激素共同作用促进分娩前乳房导管及腺体发育。还参与机体的多种功能，特别是对生殖功能的调节。

临床用于：

1. 闭经、不孕、月经失调者，无论有无泌乳，均应测 PRL，以除外高催乳素血症。

2. 垂体肿瘤患者，伴 PRL 异常增高→垂体催乳素瘤。

3. PRL 兴奋或抑制试验可以区别 PRL 增高是由于下丘脑、垂体功能失调，还是由于垂体肿瘤。

4. PRL↑：性早熟、甲状腺功能减退、卵巢功能早衰、黄体功能欠佳、长期哺乳、神经精神刺激、药物作用（氯丙嗪、避孕药、大量雌激素、利血平、5- 羟色胺、TSH）；睡眠、进食、哺乳、性交、药物、应激。

PRL↓：垂体功能减退、单纯性催乳素分泌缺乏症。

## 二、胎盘生乳素测定

胎盘生乳素是合体滋养细胞产生、贮存及释放。HPI 与人生长激素（HGH）有交叉免疫反应。妊娠晚期连续动态观察 HPI，可以监测胎盘功能。

## 三、雌激素测定

**雌激素**：雌酮、雌二醇、雌三醇、雌四醇。雌二醇活性最强，是卵巢产生的主要激素之一。

1. **监测卵巢功能**　测定血雌二醇或 24 小时总雌激素水平。

（1）判断闭经原因

1）雌激素水平符合正常的周期变化，表明卵泡发育正常，应考虑为子宫性闭经。

2）雌激素水平偏低，闭经可能因原发或继发性卵巢功能低下或受药物影响抑制卵巢功能；也可见于下丘脑、垂体功能失调；高催乳激素血症等。

（2）诊断无排卵功血：雌激素无周期性变化，常见于无排卵性功能失调性子宫出血、多囊卵巢综合征、某些绝经后子宫出血。

（3）检测卵泡发育：药物诱导排卵时，测定血中雌二醇作为监测卵泡发育、成熟的指标之一，指导治疗及确定取卵时间。

(4)其他

1)雌二醇↑：女性性早熟、妊娠期、卵巢颗粒细胞瘤、用促排卵药物(氯米芬、人绒毛膜促性腺激素、肝硬化)。

2)雌二醇↓：卵巢切除、化学治疗时卵巢功能受损、GnRH激动剂治疗子宫内膜异位症。

2. **监测胎儿 - 胎盘单位功能**　妊娠期雌三醇主要由胎儿 - 胎盘单位产生，测定孕妇尿雌三醇含量可反映胎儿胎盘功能状态。雌激素骤减 50% 以上，提示胎盘功能减退。

影响尿雌三醇的因素：

尿雌三醇↓：胎儿肾上腺皮质功能减退，如先天性肾上腺皮质发育不全、无脑儿畸形胎儿肾上腺发育不良；胎盘缺乏硫酸酯酶；孕妇肝肾功能不全。

尿雌三醇↑：多胎妊娠及巨大儿，糖尿病合并妊娠胎儿过重；胎儿患先天性肾上腺皮质功能亢进。

## 四、孕激素测定

人体孕激素由卵巢、胎盘和肾上腺皮质产生。孕酮水平可判断卵巢功能及胎盘功能。

**1. 了解有无排卵**　排卵后卵巢的黄体产生孕酮,孕酮水平升高,于排卵后 7~8 天达高峰,若卵子未受精,随黄体萎缩,孕酮水平下降。使用促排卵药物时,可用血孕酮水平观察促排卵效果。若出现多卵排卵产生多个黄体时,可使孕酮水平升高。

孕酮↓:原发性或继发性闭经、无排卵性月经或无排卵性功能失调性子宫出血、多囊卵巢综合征、口服避孕药或长期使用 GnRH 激动剂。

**2. 了解黄体功能**

(1)黄体功能不足:黄体期孕酮水平低于生理值。

(2)黄体萎缩不全:月经来潮 4~5 天孕酮仍高于生理水平。

**3. 观察胎盘功能**　若卵子受精,来自胎儿胎盘分泌的促性腺激素刺激,黄体继续分泌孕酮。自妊娠第 7 周开始,胎盘分泌孕酮在数量上超过卵巢黄体。

(1)妊娠期胎盘功能减退:血中孕酮↓。

(2)异位妊娠:孕酮水平较低,如孕酮水平≥78.0nmol/L,基本可除外异位妊娠。

(3)死胎:若单次血清孕酮水平≤15.6nmol/L,提示为死胎。

（4）先兆流产：孕酮值若有下降趋势，有发生流产的可能。

4. 用于避孕及抗早孕药物的作用机制。

5. **孕酮↑** 肾上腺皮质功能亢进、肾上腺肿瘤。

## 五、雄激素测定

女性体内雄激素来自卵巢及肾上腺皮质。卵巢可产生少量雄激素，包括睾酮和雄烯二酮。

临床上雄激素水平增高见于：

1. **卵巢男性化肿瘤**

2. **多囊卵巢综合征** 患者血清雄激素可以正常，也可能升高。

3. **肾上腺皮质增生或肿瘤** 血清雄激素异常升高。

4. **两性畸形的鉴别**

（1）男性假两性畸形及真两性畸形，睾酮水平在男性正常范围内。

（2）女性假两性畸形则在女性正常范围内。

5. 女性多毛症测血清睾酮水平正常时，多考虑毛囊对雄激素敏感所致。

6. 应用睾酮或具有雄激素作用的达那唑，用药期间有时需做雄激素测定。

# 第六节　宫颈活组织检查

宫颈管搔刮术、宫颈锥切术。

## (一) 点切法(阴道镜检查)

细胞学检查异常,疑有宫颈癌或慢性特异性炎症。

### 1. 方法

(1)截石位,用阴道窥器暴露宫颈并消毒。

(2)用活检钳于柱鳞上皮交接处取材,可疑宫颈癌者可选 3、6、9、12 点多点取材。疑有宫颈管病变时,应同时搔刮宫颈管。多点取材时,注明取材部位,以 10% 甲醛固定,送病理检查。

(3)宫颈局部填带尾纱布压迫止血,嘱患者 12 小时取出。

### 2. 注意事项

(1)阴道炎应治疗后再取活检。

(2)妊娠期不做活检。避免流产、早产。月经前 1 周内不做活检。

## (二) 宫颈管搔刮术

确定宫颈管内有无病变或癌灶是否已侵犯宫颈管。用细小刮匙伸入宫颈管全面搔刮 1~2 圈。所得组织送病理检查。也可使用宫颈管刷取代替宫颈刮匙。

## （三）宫颈锥切术

### 【适应证】

1. 宫颈脱落细胞探查多次见到恶性细胞,而宫颈多次活检及分段刮宫均未发现病灶。

2. 宫颈活检为原位癌或镜下早期浸润癌,而临床可疑为浸润癌,为明确病变累及程度及决定手术范围。

3. 宫颈锥切术作为宫颈上皮内瘤样病变或重度糜烂患者的治疗手段。

### 【方法】

1. 麻醉下取截石位,消毒,铺巾。

2. 导尿后,消毒宫颈、阴道及宫颈管。

3. 以宫颈钳钳夹宫颈前唇向外牵引,扩张宫颈管并做宫颈管搔刮术。在病灶外或碘不着色区外 0.5cm 处做环形切口。斜向宫颈管深入 1~2cm,呈锥形切除。

4. 于切除标本的 12 点处做一标志,10% 甲醛固定,送病理检查。

5. 将要行子宫切除者,子宫切除的手术最好在锥切术后 48 小时内进行。

6. 术后留置导尿管 24 小时．持续开放。

### 【注意事项】

1. 治疗者应在月经净后 3~7 天内施行。术后

6 周探查宫颈管有无狭窄,2 个月内禁性生活。

2. 用于诊断者,不宜用电刀、激光刀,以免破坏切缘组织,影响诊断。

## 第七节 诊断性刮宫与分段刮宫

诊断性刮宫简称诊刮,其目的是刮取宫腔内容物作病理检查协助诊断。若同时疑有宫颈管病变时,需对宫颈管及宫腔分步进行刮宫,称分段刮宫。

【适应证】

1. 子宫异常出血或阴道排液,疑为子宫内膜癌或宫颈管癌者。

2. **月经失调** 如功能失调性子宫出血或闭经。需了解子宫内膜变化及其对性激素的反应。

3. **不孕症** 需了解有无排卵或疑有宫内膜结核者。

4. 宫腔内有组织残留或功能失调性子宫出血长期多量出血时。刮宫不仅有助于诊断,还有止血效果。

【方法】

1. 排尿、截石位,常规消毒、铺巾。窥器暴露宫颈,再次消毒宫颈与宫颈管,针探子宫方向及宫腔深度。若宫颈内口过紧,局麻或静脉麻醉,用宫颈扩张器扩张至小刮匙能进入为止。

2. 阴道后穹隆处置盐水纱布一块,以刮匙顺序刮取宫腔内组织。特别注意刮宫底及两侧宫角处。取下纱布上的全部组织送病理检查。查看无活动性出血,术毕。

3. **分段刮宫**　为排除子宫内膜癌,先不要探查宫腔深度,以免将宫颈管组织带入宫腔混淆诊断。先以小刮匙自宫颈内口至外口顺序刮一周,刮取宫颈管组织后再探宫腔深度并刮取子宫内膜。刮出宫颈管及宫腔组织分别装瓶、固定,送病理检查。

若刮出物肉眼观察高度怀疑为癌组织时,不应继续刮宫,以防出血及癌扩散。

【注意事项】

1. 不孕症或功能失调性子宫出血患者,选在月经前或月经来潮 12 小时内刮。

2. 出血、子宫穿孔、感染是刮宫的主要并发症。有些疾病可能导致刮宫时大出血。应术前输液、配血并做好开腹准备。哺乳期、绝经后及子宫患恶性肿瘤者,均应查清子宫位置并仔细操作,以防子宫穿孔。有阴道出血者,术前、术后应给予抗生素。术中严格无菌操作。刮宫患者术后 2 周内禁性生活及盆浴,以防感染。

3. 术者在操作时唯恐不彻底,反复刮宫,不但伤及宫内膜基底层,甚至刮出肌纤维组织。造成子宫内膜炎或宫腔粘连,导致闭经。应注意避免。

## 第八节　输卵管通液术

输卵管通液术是测定输卵管是否通畅的一种方法,并具有一定的治疗作用。

【适应证】

1. 原发或继发不孕症,男方精液正常,疑有输卵管阻塞者。

2. 检验和评价输卵管绝育术、输卵管再通术或输卵管成形术的效果。

3. 对输卵管黏膜轻度粘连有疏通作用;输卵管再通术后经宫腔注药液,可防止吻合处粘连,以保证手术效果。

【禁忌证】

1. 内、外生殖器急性炎症或慢性盆腔炎急性或亚急性发作者。

2. 月经期或有不规则阴道流血者。

3. 严重全身性疾病,如心、肺功能异常,不能耐受手术者。

【方法】

1. 排尿后取膀胱截石位。消毒,铺巾,钳夹宫颈前唇,沿宫腔置入宫颈导管,使其与宫颈外口紧贴。

2. 测压力表。

3. 注 20ml NS(含庆大霉素 8 万 U),缓慢推注,压力不可超 16kPa(160mmHg)。若输卵管闭塞,注入 4~5ml 时,患者即感到下腹部胀痛,此时压力表见压力持续上升不见下降。若输卵管通畅,注入无菌生理盐水 20ml,无阻力,压力维持在 8.0kPa(60~80mmHg)下,患者并无腹胀不适,停止注射后压力迅速自行下降,表示所注液体已顺利进入腹腔。在通液过程中将听诊器分别置于下腹部相当于输卵管处,若能听到液过水声,提示该侧输卵管通畅。

4. 术毕取出宫颈导管。

【注意事项】

1. 手术时间通常选择在月经净后 3~7 天为宜。

2. NS 温度应接近体温,以免输卵管发生痉挛。

3. 防通液体外漏。

4. 术后 2 周内禁性交及盆浴,酌情应用抗生素。

# 第九节　经阴道后穹窿穿刺

直肠子宫陷凹是体腔最低的位置。盆、腹腔

液体最易积聚于此,亦为盆腔病变最易累及的部位。通过阴道后穹窿穿刺,吸取标本,可协助明确诊断。

**【适应证】**

1. 明确直肠子宫陷凹积液性质,或贴近后穹窿的肿块性质。

2. 超声介导下可经后穹窿穿刺取卵。

**【方法】**

1. 患者排尿后取膀胱截石位。外阴、阴道常规消毒,铺无菌巾,盆腔检查了解子宫、附件情况,注意后穹窿是否膨隆。

2. 放阴道窥器暴露宫颈及阴道后穹窿,再次消毒阴道及宫颈,以宫颈钳钳夹宫颈后唇,向前提拉,充分暴露后穹窿。

3. 用 18 号腰椎穿刺针接 10ml 注射器,于宫颈后唇与阴道后壁之间,取与宫颈平行稍向后的方向刺入 2~3cm。有落空感后抽吸,边抽吸边拔出针头。若为肿物,则选择最突出或囊性感最明显部位穿刺。

4. 抽吸完毕,拔针。若穿刺点渗血。用无菌纱布填塞压迫止血,待血止后连同阴道窥器取出。

**【注意事项】**

1. 抽吸为鲜血,放置 4~5 分钟,血液凝固为血管内血液;若放置 6 分钟以上仍为不凝血,则为腹腔内出血,多见于异位妊娠、滤泡破裂、黄体破裂或脾破裂等引起的血腹症。若抽出为不凝固的陈旧血或有小血块,可能为陈旧性宫外孕。若抽吸的液体为淡红、微混、稀薄甚至脓液,多为盆腔炎性渗出液。

2. 穿刺时针头进入直肠子宫陷凹不可过深,以免超过液平面吸不出积液。穿刺时一定要注意进针方向,避免伤及子宫或直肠。怀疑肠管与子宫后壁粘连时,禁止使用后穹窿穿刺术。

# 第十节　阴道镜检查

阴道镜检查:用阴道镜在强光源照射下放大 6~20 倍直接观察宫颈阴道部上皮病变,在可疑部分行定位活检,可提高确诊率。

## (一) 检查方法

1. 检查前有阴道细胞涂片结果,检查前 24 小时避免阴道冲洗、双合诊和性生活。

2. 患者取膀胱截石位,为避免出血,不可用力涂擦。念珠菌、淋病奈瑟菌等引起的炎症用棉球轻轻擦净宫颈。

3. 打开照明开关,将物镜调至与被检部位同一水平,调整好焦距(一般物镜距被检物约为 20 倍)观察。

4. 用 3% 醋酸棉球涂擦宫颈阴道部,使上皮净化并肿胀,对病变的境界及其表面形态观察更清楚,需长时间观察时,每 3~5 分钟应重复涂擦 3% 醋酸一次。精密观察血管时应加绿色滤光镜片,并放大 20 倍。最后涂以复方碘液,在碘试验阴性区或可疑病变部位,取活检送病理检查。

(二) 结果判断

1. 正常宫颈阴道部鳞状上皮光滑呈粉红色。涂 3% 醋酸后上皮不变色。

2. 宫颈阴道部柱状上皮宫颈管内的柱状上皮下移,取代宫颈阴道部的鳞状上皮,临床称宫颈糜烂。肉眼见表面绒毛状,色红,涂 3% 醋酸后迅速肿胀呈葡萄状。

3. 转化区即鳞状上皮与柱状上皮交错的区域,由化生上皮环绕柱状上皮形成的葡萄岛;开口于化生上皮之中的腺体开口及被化生上皮遮盖的潴留囊肿。涂 3% 醋酸后化生上皮与圈内的柱状上皮形成明显对比。涂碘后,碘着色深浅不一。病理学检查为鳞状上皮化生。

4. 不正常的阴道镜图像碘试验均为阴性,包括:

(1)白色上皮:涂醋酸后色白,边界清楚,无血管。病理学检查可能为化生上皮、不典型增生。

(2)白斑:白色斑片,表面粗糙稍隆起且无血管。不涂 3% 醋酸也可见。病理学检查为角化亢进或角化不全,有时为 HPV 感染。在白斑深层或周围可能有恶性病变,应常规取活检。

(3)点状结构:旧称白斑基底。涂 3% 醋酸后发白,边界清楚,表面光滑且有极细的红点(点状毛细血管)。病理学检查可能有不典型增生。

(4)镶嵌:不规则的血管将涂 3% 醋酸后增生的白色上皮分割成边界清楚、形态不规则的小块状,犹如红色细线镶嵌的花纹。若表面呈不规则突出,将血管推向四周,提示细胞增生过速,应注意癌变。病理学检查常为不典型增生。

(5)异型血管:指血管口径、大小、形态、分支、走向及排列极不规则,如螺旋形、逗点形、发夹形、树叶形、线球形、杨梅形等。病理学检查多为程度不等的癌变。

**5. 早期宫颈癌阴道镜特点**

(1)表面结构不清,呈云雾、脑回、猪油状,表面稍高或稍凹陷。

(2)血管异常增生,管腔扩大失去正常血管分枝状,呈蝌蚪形、棍棒形、发夹形、螺旋形改变。

(3)涂 3% 醋酸后表面呈玻璃样水肿或熟肉状，常并有异形上皮。

(4)碘试验阴性或着色极浅。

# 第十一节　子宫镜检查

【适应证】

1. 异常子宫出血。

2. 不孕症。

3. 习惯性流产原因。

4. 除外宫腔内异物残留。

5. 输卵管堵塞的治疗或行输卵管栓堵绝育术。

【禁忌证】

1. 生殖道急性或亚急性感染。

2. 多量子宫活动性出血。

3. 近期子宫穿孔或子宫手术史。

4. 生殖道结核未经抗结核治疗者。

5. 希望继续妊娠者。

6. 宫颈恶性肿瘤或宫颈过度狭窄难以扩张者。

7. 严重心、肺、肝、肾等脏器疾患。

**【检查前准备】**

全身检查、盆腔检查、宫颈防癌涂片、阴道分泌物检查。带宫内节育器者,B 型超声估计节育器位置。检查时间选择月经干净 5 天内。

**【注意事项】**

1. 损伤警惕宫颈裂伤及子宫穿孔(结核、癌瘤、哺乳期及绝经后妇女格外谨慎)。

2. 心脑综合征(迷走神经兴奋)出现恶心、呕吐、面色苍白、头晕和心率减慢等症状,立即取平卧位。休息后多能缓解,必要时吸氧、静脉输液、皮下注射阿托品。

# 第十二节　腹腔镜检查

**【适应证】**

生殖器发育异常、炎症、肿瘤、内异症、异位妊娠、下腹痛、子宫穿孔、不孕。

**【禁忌证】**

严重心、肺疾患,身体衰弱、精神病、癔症、膈疝、结核性腹膜炎。

**【注意事项】**

(1)套管针脱出腹壁穿刺孔所致皮下气肿多在 24 小时内消失。

(2)膀胱及肠管损伤可采取腹腔镜下修补或开腹手术。

(3)小血管出血可采用压迫、电凝、缝扎止血。若大血管出血,输血并开腹手术。

(4)感染予抗生素。

(5)全层缝合腹壁切口,以预防切口疝的发生。

**（张　睿　陈志辽）**

# 附　录

## 附录1　妇科常用药物

### 一、妇产科常用药物速查

| | |
|---|---|
| 1. 先兆流产 | progesterone（黄体酮）20mg i.m.q.d. |
| | hCG（人绒毛膜促性腺素）1 000~2 000i.u.i.m.q.d. |
| | 维生素 E  100mg p.o.q.d. |
| | folic acid（叶酸）5mg p.o.q.d. |
| | 地屈孕酮 10mg q.d.~b.i.d. |
| | 滋肾育胎丸 5g p.o.t.i.d. |
| 2. 药物流产（B超证实宫内妊娠<7周者，必须在医师检查随诊下使用） | 米非司酮 25mg q.12h.（首剂加倍）×5 次 |
| | 米索前列醇 600μg p.o.（服用最后一次米非司酮后 1 小时，需到医院观察）服药前后一小时空腹 |

续表

| | |
|---|---|
| 3. 妊娠剧吐（病情严重时需禁食，禁食期间需要纠正水电解质平衡） | 维生素 E 50mg t.i.d. |
| | 维生素 B$_6$ 20mg t.i.d. |
| | 维生素 B$_1$ 10~20mg t.i.d. |
| | 必要时 Luminal 0.03g t.i.d. |
| 4. 输卵管通液、造影 | (1)输卵管通液：<br>0.9% NS 20ml<br>地塞米松 5mg<br>庆大霉素 8 万 U |
| | (2)输卵管碘油造影：<br>40% 碘化油 10ml |
| 5. 阴道炎 | (1)滴虫性阴道炎：<br>口服：甲硝唑 400mg b.i.d. × 7 天或者 2g 顿服<br>　　　替硝唑 1.0g q.d. × 5 天<br>外用：甲硝唑 0.2g 塞阴 q.n. × 10 天<br>冲洗或坐沐浴：1：5 000 高锰酸钾溶液温水坐盆 |
| | (2)念珠菌性阴道炎：<br>外用：<br>克霉唑阴道片 1 粒塞阴 q.n.,必要时 3 天后重复一次<br>达克宁栓 200mg 塞阴 q.n. × 7 天或 400mg 塞阴 q.n. × 3 天<br>　　　制霉素糊 30g 外涂 q.n.<br>　　　Soda 粉 10g 坐浴 q.n. |

续表

| | |
|---|---|
| 5. 阴道炎 | 口服：氟康唑 150mg q.d. × (1~2)天<br>依曲康唑 200mg q.d. × (3~5)天<br>酮康唑 2mg b.i.d. × 7 天 |
| | (3)细菌性阴道病：<br>甲硝唑 0.4g t.i.d. × 7 天或 2g 顿服或<br>替硝唑 1.0g q.d. × 5 天<br>奥硝唑 0.5g b.i.d. × 5 天<br>克林霉素 300mg b.i.d. × 7 天 |
| | (4)老年性阴道炎：<br>外用：普罗雌烯乳膏 1 粒 纳阴 q.n. × 12 天<br>氯喹那多普罗雌烯阴道片 1 粒 纳阴<br>q.n. × 12 天<br>结合雌激素乳膏 外涂会阴会阴道 |
| 6. 淋病 | NS 20ml + 头孢曲松钠 2g i.v. |
| | 大观霉素 2g i.m.q.d. × (1~2)天 |
| | 阿齐霉素 1g p.o. |
| | 红霉素 0.5g q.i.d. × (7~10)天 |
| | Cifran 0.25g t.i.d. × 3 天 |
| | Ofloxacin 0.2g b.i.d. × 3 天 |
| 7. 生殖道支原体衣原体感染 | 阿齐霉素 1g p.o. |
| | 罗红霉素 0.15g b.i.d. × (7~10)天 |
| | 克拉霉素 0.5g b.i.d. × (7~10)天 |

| | |
|---|---|
| 7. 生殖道支原体衣原体感染 | 红霉素 0.5g q.i.d. × (7~10) 天 |
| | 美满霉素 0.1g t.i.d. × (7~10) 天 |
| | 克林霉素 0.3g b.i.d. × (10~14) 天 |
| 8. 急性盆腔炎 | 头孢呋辛 1.5g +NS 30ml i.v.b.i.d. × (10~14) 天 |
| | 头孢曲松 2g +NS 30ml i.v.q.d. × (10~14) 天 |
| | 5% 甲硝唑 200ml i.v.drip q.d. × (10~14) 天 |
| 9. 慢性盆腔炎 | 君尔清 2~3 粒 b.i.d.p.o. × 28 天 |
| | 左氧氟沙星 0.2g b.i.d.p.o. × 28 天 |
| | 盆炎净 1~2 包 b.i.d.p.o. × 28 天 |
| | 妇乐冲剂 1 包 b.i.d. × 28 天 |
| | 妇炎康复胶囊 3 粒 t.i.d. × 28 天 |
| | 桂枝茯苓胶囊 3 粒 t.i.d. × 28 天 |
| | 藤药 蒸热外敷 × 28 天 |
| | 盆灌、理疗等 × 28 天 |
| 10. 宫缩剂 | oxytocin 10~20U i.m. |
| | 米索前列醇 200µg p.o. 或塞肛 |
| | 益母草片 3 粒 t.i.d. |
| 11. 常用促排卵药物 | 克罗米酚 50~100mg q.d. × 5 天 p.o. (月经第 5 天开始) |

| 11. 常用促排卵药物 | HMG/FSH 75U i.m.q.d.×5 天(月经第 5 天开始) |
| | hCG 5 000~10 000U i.m.q.d.×2 天(优势卵泡直径>18~20mm 时用) |
| 12. 有排卵型功血 | (1) 黄体功能不全或子宫内膜萎缩不全(经前8~12 天起):<br>黄体酮 20mg i.m.q.d.×5 天<br>或甲羟孕酮 4mg b.i.d.~t.i.d.×5~10 天<br>hCG 1 000~2 000U i.m.q.o.d~q.d.×5 天 |
| | (2) 排卵期出血(经前 10 天起):<br>炔雌醇 0.005~0.01mg q.d.×(7~10)天,或<br>己烯雌酚 0.5mg q.d.×(7~10)天或<br>倍美力 0.625mg q.d.×(7~10)天 |
| | (3) 月经过多:<br>丙酸睾酮 25~50mg i.m.q.d.(一个月内用量不超过 300mg)<br>或甲睾酮 5~10mg q.d.,舌下含服 |
| 13. 无排卵型功血 | (1) 结合雌激素 1.25~2.5mg/ 己烯雌酚 2mg b.i.d.~q.i.d. 血止后每 3 天减量 1/3,维持结合雌激素 0.625mg 或己烯雌酚 1mg q.d.(口服至血止后 20 天),最后 5~7 天加用甲羟孕酮口服。 |
| | (2) 炔诺酮 6~8 粒或甲羟孕酮 8~10mg q.i.d.,血止后每 3 天减量 1/3,维持用量 4 粒 /4mg b.i.d.(口服至血止后 20 天)。 |

续表

| | |
|---|---|
| 13. 无排卵型功血 | (3)三合一激素 1 支 i.m.q8h.，血止后每 3 天减量 1/3，改用结合雌激素 / 己烯雌酚 + 甲羟孕酮。 |
| | (4)结合雌激素 25mg i.v.。 |
| 14. 少量淋漓出血型功血 | 黄体酮 20mg i.m.q.d.×（3~5）天或甲羟孕酮 2mg t.i.d.×（7~10）天 |
| 15. 功血的一般止血治疗 | 5% GS 500ml +EACA 6~8g i.v.drip q.d×5. 或 NS 250ml + 卡络磺钠 80mg i.v.drip q.d×5. |
| | 卡巴克络 5~10mg i.m.q.d×3. 或 2.5~5mg t.i.d×3.p.o. |
| | 立止血　1Amp i.m. 或 i.v. |
| | 维生素 $K_4$ 4mg　t.i.d×28.p.o. |
| 16. 调经 | 人工周期 |
| | 结合雌激素 0.625mg q.d.×20 天（从出血第 5 天开始） |
| | 黄体酮 20mg i.m.q.d.×7 天［甲羟孕酮 2~4mg t.i.d.×（7~10）天（最后 7~10 天用）］ |
| | 雌孕激素联合用药：短效避孕药 |
| | 后半周期疗法甲羟孕酮 6~8mg t.i.d.×10 天 |

续表

| | 阿托品 0.5mg i.m. |
|---|---|
| 17. 痛经(需在排除妊娠后使用下列药物) | 定痉灵针 40~80mg i.m. |
| | 芬必得 0.3g b.i.d × 3. |
| | 定痉灵片 40~80mg t.i.d × 3.p.o. |
| | 桂枝茯苓胶囊 3 粒 t.i.d × 30. |
| | 优思明 1 粒 q.d. × 28. |
| 18. 延迟月经来潮 | 地屈孕酮 10mg b.i.d × 21. |

# 二、抗生素的抗菌谱

| 青霉素类 | 对革兰氏阳性球菌如链球菌、肺炎球菌、敏感的葡萄球菌的抗菌作用较强,对革兰氏阴性球菌及革兰氏阴性杆菌有抗菌作用,但容易产生耐药。 |
|---|---|
| 头孢菌素类 | 一代头孢菌素:对革兰氏阳性球菌的抗菌作用强,虽然对革兰氏阴性杆菌有抗菌作用,但由于对革兰氏阴性菌的 p 内酰胺酶的抵抗力较弱,革兰氏阴性菌对本代抗生素较易耐药。 |
| | 二代头孢菌素:抗酶性能强、抗菌谱广,对革兰氏阴性菌的作用增强,但对革兰氏阳性菌的抗菌效能与第一代相近或稍低。 |

续表

| 头孢菌素类 | 三代头孢菌素:抗菌谱及抗酶性能优于第二代头孢菌素,对革兰氏阴性菌的作用较第二代更强。可用于对第二代耐药的革兰氏阴性菌株。此外,某些第三代药物对厌氧菌有效,但第三代头孢菌素对革兰氏阳性菌的作用与第一代头孢菌素近似或较弱。 |
| --- | --- |
| 氨基糖苷类 | 抗菌谱为革兰氏阴性杆菌。 |
| 大环内酯类 | 敏感细菌主要为革兰氏阳性球菌及支原体、衣原体。 |
| 四环素类 | 主要用于衣原体、支原体及立克次体的感染。 |
| 硝咪唑类 | 主要用于厌氧菌感染。 |
| 其他抗生素有克林霉素及林可毒素等。 | |

# 附录2　妇产科图表速查

## 一、非妊娠期与妊娠期凝血功能标注值

| 项目 | 非妊娠期参考值 | 妊娠期参考值 | 妊娠期临床意义 |
| --- | --- | --- | --- |
| 血小板计数 | $(100\sim300)\times 10^9/L$ | $(100\sim250)\times 10^9/L$ | $<150\times 10^9/L$ 为血小板减少 |

续表

| 项目 | 非妊娠期参考值 | 妊娠期参考值 | 妊娠期临床意义 |
|---|---|---|---|
| 纤维蛋白原 (Fg) | 2~4g/L | 平均 4.5g/L | DIC 时可 <1.6g/L |
| 凝血酶原时间 | <13 秒 | | 延长 3 秒以上为异常 |
| 凝血酶时间 | 16~18 秒 | | 延长 3 秒以上为异常 |
| 试管法凝血酶时间 | 6~12 分钟 | | >6 分钟,Fg 约 1~1.5g/L >30 分钟,Fg <1g/L |
| 血块退缩时间 | 30~60 分钟 | | |
| 血块溶解时间 | >24 小时 | | |
| 鱼精蛋白副凝试验 (3P 试验) | 阴性 | | DIC 高凝期阳性 纤溶亢进期阴性 |
| 纤维蛋白降解产物 (FDP) | <40mg/L | | |
| 优球蛋白溶解时间 | 120~240 分钟 | | <120 分钟纤溶亢进 |

## 二、75g 糖耐量（OGTT）试验和生化指标

| 项目 | 非妊娠期参考值 | 妊娠期参考值 |
|---|---|---|
| 75g 糖耐量（OGTT） | | |
| 空腹 | <7.0mmol/L | <5.1mmol/L |
| 1 小时 | | <10.0mmol/L |
| 2 小时 | <11.1mmol/L | <8.5mmol/L |

## 三、补液成分参考值表（比例）

| 失血量 | 晶体 | 胶体 | 血液 |
|---|---|---|---|
| <20% | 晶体或右旋糖酐 | | |
| 20%~40% | 3 | 1 | 0.5 |
| 41%~80% | 3 | 1 | 1 |
| >80% | 3 | 1 | 1.5~≥2 |

## 四、细菌性阴道炎与其他阴道炎的鉴别诊断

| 项目 | 细菌性阴道炎 | 外阴阴道假丝酵母菌病 | 滴虫阴道炎 |
|---|---|---|---|
| 症状 | 分泌物增多，无或轻度瘙痒 | 重度瘙痒，烧灼感 | 分泌物增多，轻度瘙痒 |

续表

| 项目 | 细菌性阴道炎 | 外阴阴道假丝酵母菌病 | 滴虫阴道炎 |
|------|------|------|------|
| 分泌物特点 | 白色，均质，腥臭味 | 白色，豆腐渣样 | 稀薄、脓性、泡沫状 |
| 阴道黏膜 | 正常 | 水中，红斑 | 散在出血点 |
| 阴道 pH 值 | >4.5 | <4.5 | >5 |
| 胺试验 | 阳性 | 阴性 | 阴性 |
| 显微镜检查 | 线索细胞，极少白细胞 | 芽生孢子及假菌丝，少量白细胞 | 阴道毛滴虫，多量白细胞 |

## 五、卵巢良性肿瘤与恶性肿瘤的鉴别诊断

| 鉴别内容 | 良性肿瘤 | 恶性肿瘤 |
|------|------|------|
| 病史 | 病程长，逐渐增大 | 病程短，迅速增大 |
| 体征 | 多为单侧，活动，囊性，表面光滑常无腹水 | 多为双侧，固定，实性或囊实性，表面不平结节状，常有腹水，多为血性，可查到癌细胞 |
| 一般情况 | 良好 | 恶病质 |
| B 超 | 为液性暗区，可有间隔光带，边缘清晰 | 液性暗区内有杂乱光团、光点，肿块边界不清 |

## 六、完全性葡萄胎与部分性葡萄胎的区别

| 项目 | 完全性葡萄胎 | 部分性葡萄胎 |
|---|---|---|
| 滋养细胞增生 | 弥漫,增生明显 | 局限,轻度增生 |
| 绒毛间质水肿 | 弥漫,迅速增大 | 部分,缓慢增大 |
| 间质内血管 | 无 | 有 |
| 胚形或胎儿组织 | 无 | 有 |
| 绒毛轮廓 | 规则 | 不规则 |
| 核型 | 双倍体 | 三倍体(90%),四倍体 |

## 七、宫腔深度和节育环型号

| IUD 种类 | 宫腔深度 /cm | | | |
|---|---|---|---|---|
| | 5.5~6.4 | 6.5~6.9 | 7.0~7.4 | ≥ 7.5 |
| 环形 IUD | 20 号 | 20 号或 21 号 | 21 号 | 21 号或 22 号 |
| T 型 IUD | 26 号 | | 26 号或 28 号 | 28 号 |

## 八、止血和凝血功能的检查

| | |
|---|---|
| 出血时间(刺皮血) | |
| 　Duke 法 | 1~3min |
| 　Ivy 法 | 0.5~7min |
| 　Simplate 法 | 2.75~8min |
| 活化部分凝血活酶时间 | 34~45s |
| 凝血酶时间 | 16~18s |

## 九、血临床免疫学检查参考

| 项目 | 参考值 |
|---|---|
| C 反应蛋白 | <8.0mg/L |
| 癌胚抗原 | <5μg/L |
| 甲胎蛋白 | <25μg/L |
| hCG | <3.1U/L |
| 癌抗原 125 | <35μg/L |
| 肿瘤坏死因子 | (43±2.8)μg/L |

## 十、肾上腺相关激素参考值

| 项目 | 参考值 |
|---|---|
| 17-羟皮质类固醇 | |
| 　成人(女)(血清) | 248~580nmol/L |
| 　成人(女)24h 尿 | 5.5~22.1μmol |
| 皮质醇总量(血清) | |
| 　上午 8~9 时 | 138~635nmol/L |
| 　下午 3~4 时 | 83~441nmol/L |
| 17-酮类固醇总量(24h 尿) | |
| 　成人(女) | 21~52μmol |
| 游离皮质醇(24h 尿) | 28~276nmol |

## 十一、精液常规参考值

| 项目 | 参考值 |
| --- | --- |
| 精液量 | $\geq 2ml$ |
| pH 值 | 7.2~8.0 |
| 精子数 | $\geq 20 \times 10^9/L$ |
| 活动精子百分率 | 射精后 60min 内 $\geq 0.50$ |
| 精子形态 | 正常形态 $>0.30$ |
| 白细胞 | $<1 \times 10^6/ml$ |

## 十二、卵巢癌常用化疗方案

静脉化疗方案

　　紫杉醇 175mg/m²，>3h 静滴，卡铂（AUC 6），>1h 静滴

　　紫杉醇 135mg/m²，>3h 静滴，或顺铂 75mg/m²，>6h 静滴

　　多西紫杉醇 75mg/m²，>1h 静滴，卡铂（AUC 5），>1h 静滴

　　顺铂 50mg/m²，静滴 1 次，环磷酰胺 600mg/m²，静滴 1 次

　　单药化疗（适用于老年患者）：紫杉醇 175mg/m²，>3h 静滴，或卡铂（AUC 5~6），>1h 静滴

静脉腹腔联合化疗方案

　　紫杉醇 135mg/m²，>24h 静滴，第 1 天；顺铂 50~100mg/m²，第 2 天腹腔注射；紫杉醇 60mg/m²，第 8 天腹腔注射

　　注：AUC 为曲线下面积。近年来以此计算剂量，一般按 AUC 5 给药

## 十三、子宫内膜癌病理类型(腺癌为主、子宫内膜样腺癌占 60%~65%)

| | |
|---|---|
| 子宫内膜样癌 | 黏液性腺癌 |
| 伴鳞状分化亚型 | 浆液性乳头状腺癌 |
| 腺棘癌 | 透明细胞癌 |
| 腺鳞癌 | 混合细胞腺癌 |
| 绒毛腺型 | 鳞状细胞癌 |
| 分泌型 | 移行细胞癌 |
| 纤毛细胞型 | 小细胞癌及未分化癌 |

# 附录 3　妇科恶性肿瘤化疗速查

## 一、子宫颈癌常用化疗方案

| 方案 | 药物 | 剂量 | 用法 | 效果 |
|---|---|---|---|---|
| PF | P(顺铂) | $20mg/m^2$ | i.v.d1~d5 | 61% |
| | 5-FU | $200mg/m^2$ | i.v.d1~d5 | |
| TP | TAXOL | $175mg/m^2$ | i.v.3h | 47% |
| | DDP | $75mg/m^2$ | i.v.d1 | |

## 二、卵巢上皮性肿瘤常用化疗方案

1. **TC 方案**　三周疗法。

| 药物名称 | 剂量 | 途径 | 时间 |
|---|---|---|---|
| 紫杉醇 | $175mg/m^2$ | i.v. | d1（滴注 3 小时） |
| 卡铂 | $(Ccr+25) \times AUC$ | i.v./ip | d1 |

预处理

用紫杉醇前 12 小时及 6 小时　地塞米松　20mg　p.o.

用紫杉醇前 30 分钟　苯海拉明　50mg　i.m.

用紫杉醇前 30 分钟　西咪替丁　300mg　i.v.

### 2. 二线化疗方案

（1）和美新（topotecan）：具体用法为 topotecan $1.2\sim1.5mg/m^2$ + NS 100ml，i.v.drip，q.d.，5 天。

（2）和美新 / 顺铂方案

泰索帝（多西紫杉醇，Taxotere）周疗

VP-16（口服）

具体用法　VP-16　$50mg/(m^2\cdot d)$，用 20 天

## 三、非上皮性卵巢癌化疗 BEP 方案

| 药名 | 剂量 | 途径 | 时间 | | |
|---|---|---|---|---|---|
| | | | d1 | d2 | d3 |
| DDP | $30mg/(m^2\cdot d)$ | i.v.drip | + | + | + |
| VP-16 | $100mg/(m^2\cdot d)$ | i.v.drip | + | + | + |
| BLM | $15mg/(m^2\cdot d)$ | i.v.drip | + | + | + |

## 四、内膜癌 CAP 方案

| 药物 | 剂量 | 用药途径 |
| --- | --- | --- |
| DDP | 70mg（50mg/m²） | i.v.drip 或 i.p.drip |
| ADM | 50mg | i.v. |
| CTX | 800mg（500mg/m²） | i.v. |

## 五、滋养细胞肿瘤化疗方案

1. 5-FU 化疗方案
2. MTX+CVF 化疗方案
3. KSM（actinomycin-D）化疗方案
4. 联合化疗方案；MTX+KSM 化疗方案

## 六、化疗方案的选择

（一）化疗方案的选择原则
1. 疗效肯定而毒副作用轻者为首选。
2. 病情轻的单药治疗,病情重的需联合用药。
（二）分类:
1. **治愈性化疗**　对经积极化疗后有治愈可能的病例应尽早开始给予正规、足够剂量的化疗,并应有足够的疗程。
2. **姑息性化疗**　目前化疗不能达到治愈的目

的,只能达到减轻症状延长存活期的姑息效果。此时,应认真权衡化疗的利弊,决定治疗策略、选择方案。

**3. 研究(试验)性化疗**　对目前疗效差的肿瘤探索性的新方案。

(三) 联合用药原则

1. 所用药物需单独应用时确有效果,或已经验证联合有效果。

2. 选用的药物抗癌机制 / 作用位点应有不同。

3. 每种药物的毒副作用不完全相同,避免毒性叠加。

(四) 规范治疗注意事项

**1. 用药的剂量、疗程的天数**　规范化用药剂量不宜随意更改。用药量必须确保用到。

**2. 给药途径**　不同给药途径,药物在体内分布不全一样。

**3. 给药的速度**　不少药物给药速度对疗效和毒性起决定作用。

**4. 疗程间隔**　一是病情需要;二是条件许可。

**5. 疗效观察**　观察疗效主要依据症状、体征和实验室检查(肿瘤标志物、影像学)。

**6. 停药指征**　达到临床完全缓解可停药观察(滋养细胞肿瘤临床治愈——hCG 测定持续正常、肺

或其他转移灶消失、临床症状消失后,还需再加 1~2
数个巩固疗程后,才可停药随诊)。

　　7. **出院后随访**　及时发现复发或疾病进展,再
次治疗部分患者仍有再获成功的机会。

## 七、妇科恶性肿瘤化疗速查

【适应证】

　　1. 对化疗敏感的肿瘤为化疗的首选对象。

　　2. 有化疗指征的综合治疗患者,手术前后需辅
助化疗。

　　3. 已无手术和放疗指征的晚期肿瘤患者,或术
后、放疗后复发转移患者。

【禁忌证】

　　1. 白细胞总数低于 $40 \times 10^9$/L,中性粒细胞低
于 $20 \times 10^9$/L,血小板低于 $80 \times 10^9$/L。

　　2. 肝、肾功能异常者。

　　3. 心脏、心功能障碍者,不选用蒽环类抗癌
药物。

　　4. 一般状况衰竭。

　　5. 有严重感染者。

　　6. 精神病患者。

　　7. 过敏。

　　8. 妊娠合并肿瘤,流产后才考虑。

【药物外渗及时处理】

1. 立即停注药物,拔出针头。

2. 生理盐水作局部皮下注射,并用 2% 普鲁卡因局部封闭。

3. 氢化可的松琥珀酸钠外敷或二甲基亚砜外敷。

4. 冷敷。

【停药观察】

1. 呕吐频繁而剧烈,电解质紊乱,难以纠正。

2. 腹泻超过 4 次 /d 或出现血性腹泻。

3. 白细胞计数 $<3.0 \times 10^9/L$,中性粒细胞计数 $<1.5 \times 10^9/L$ 或血小板计数 $<70 \times 10^9/L$。

4. 感染性发热,体温在 38℃ 以上。

5. 出现并发症如胃肠道出血或穿孔、肺大咯血。

## 八、抗癌药物骨髓抑制的分度标准表（WHO）

| 项目 | 0度 | I度 | II度 | III度 | IV度 |
|------|-----|-----|------|-------|------|
| 血液学 | | | | | |
| 血红蛋白(g/L) | >110 | 95~109 | 80~94 | 65~79 | <65 |
| 白细胞($10^9$/L) | >4.0 | 3.0~3.9 | 2.0~2.9 | 1.0~1.9 | <1.0 |
| 粒细胞($10^9$/L) | >2.0 | 1.5~1.9 | 1.0~1.4 | 0.5~0.9 | <0.5 |
| 血小板($10^9$/L) | >100 | 75~99 | 55~74 | 25~49 | <25 |

## 九、常用化疗药物分类和名称速查

| 种类 | 英文名称 | 中文名称 | 缩写 |
|------|----------|----------|------|
| 烷化剂 | cyclophosphamide | 环磷酰胺 | CTX,CPM |
| | ifosfamide | 异环磷酰酰 | IFO,IFA |
| 抗代谢类 | methotrexate | 甲氨蝶呤 | MTX |
| | 5-fluorouracil | 5-氟尿嘧啶 | 5-FU |
| | gemcitabine | 盐酸吉西他滨,双氟胞苷 | GEM |
| 长春硷类 | vincristine | 长春新碱 | VCR |
| 铂制剂 | cisplatina | 顺铂 | CDDP |
| | carboplatin | 卡铂 | CBP |
| 蒽环类 | ariamycin | 阿霉素 | ADM,ADR |
| 杂类 | paclitaxel | 紫杉醇,紫杉醇注射液 | TXL,PXL |
| | docetaxel | 多西紫杉醇 | DXL |
| | actinomycin D | 放线菌素 D | Act-D |
| | kenshengmycine | 放线菌素 D | KSM |
| | tamoxifen | 三苯氧胺,他莫昔芬 | TAM |

# 附录 4　恶性肿瘤分期速查

## 一、外阴癌的分期（FIGO，2009）

| FIGO 分期 | 临床特征 |
| --- | --- |
| Ⅰ期 | 肿瘤局限在外阴或（和）会阴，淋巴结无转移 |
| ⅠA 期 | 肿瘤最大径线 ≤2cm 且间质浸润深度 ≤1.0mm |
| ⅠB 期 | 肿瘤最大径线 >2cm 或间质浸润深度 >1.0mm |
| Ⅱ期 | 肿瘤侵犯下列任何部位：下 1/3 尿道，下 1/3 阴道、肛门，无淋巴结转移 |
| Ⅲ期 | 肿瘤有或无侵犯下列任何部位：下 1/3 尿道，下 1/3 阴道、肛门，有腹股沟 - 股淋巴结转移 |
| ⅢA 期 | (i)1 个淋巴结转移（ ≥5mm），或(ii)1~2 个淋巴结 |
| ⅢB 期 | 转移（<5mm） |
| ⅢC 期 | (i)≥2 个淋巴结转移（ ≥5mm），或(ii)≥3 个淋巴结转移（<5mm） |
|  | 淋巴结阳性伴淋巴结囊外扩散 |
| Ⅳ期 | 肿瘤侵犯其他区域（上 2/3 尿道、上 2/3 引导）或远处转移 |
| ⅣA 期 | 肿瘤侵犯下列任何部位：(i)上尿道和 / 或阴道黏 |
| ⅣB 期 | 膜、膀胱黏膜、直肠黏膜，或固定在骨盆壁，或(ii)腹股沟 - 股淋巴结出现固定或溃疡形成 |
|  | 包括盆腔淋巴结的任何部位远处转移 |

　　注：浸润深度指肿瘤邻近最表浅真皮乳头的表皮 - 间质连续处至浸润最深点

## 二、阴道癌临床分期(FIGO,2012)

| 分期 | 临床特征 |
|------|----------|
| Ⅰ期 | 肿瘤局限于阴道壁 |
| Ⅱ期 | 肿瘤向阴道下组织扩展,但未达盆壁 |
| Ⅲ期 | 肿瘤扩展至盆壁 |
| Ⅳ期 | 肿瘤范围超出真骨盆腔,或侵犯膀胱或直肠黏膜,但黏膜泡样水肿不列入此期 |
| Ⅳa期 | 肿瘤侵犯膀胱和/或直肠黏膜和/或超出真骨盆 |
| Ⅳb期 | 肿瘤转移到远处器官 |

## 三、子宫颈癌的临床分期(FIGO 2009)

| 期别 | 肿瘤范围 |
|------|----------|
| Ⅰ | 癌灶局限在子宫颈(子宫体是否受累不予考虑) |
| ⅠA | 仅在显微镜下能鉴别的浸润癌。肉眼可见病变,即使是浅表浸润也属Ⅰb期。间质浸润的深度<5mm,宽度<7mm(浸润深度从肿瘤部位上皮或腺体基底膜向下<5mm),静脉或淋巴管区的浸润不改变分期 |
| ⅠA1 | 间质浸润深度<3mm,宽度<7mm |
| ⅠA2 | 间质浸润深度为3~5mm,宽度<7mm |
| ⅠB | 临床检查病变局限于子宫颈或临床前病变大于Ⅰa期 |
| ⅠB1 | 临床可见病变直径≤4cm |
| ⅠB2 | 临床可见病变直径>4cm |
| Ⅱ | 病变超出子宫颈,但未达盆壁。阴道浸润未到阴道下1/3 |
| ⅡA | 无明显子宫旁浸润,阴道浸润未到阴道下1/3 |
| ⅡA1 | 肉眼可见癌灶≤4cm |
| ⅡA2 | 肉眼可见癌灶>4cm |

续表

| 期别 | 肿瘤范围 |
|------|----------|
| ⅡB | 有明显的子宫旁浸润，但未达盆壁 |
| Ⅲ | 病变浸润达盆壁，直肠检查时肿瘤与盆壁无间隙；癌累及阴道下 1/3；无其他原因的肾盂积水或肾无功能者 |
| ⅢA | 病变未达盆壁，但累及阴道下 1/3 |
| ⅢB | 病变已达盆壁或有肾盂积水或肾无功能者 |
| Ⅳ | 病变已超出真骨盆或临床已浸润膀胱黏膜及直肠黏膜 |
| ⅣA | 病变扩散至邻近器官 |
| ⅣB | 病变转移至远处器官 |

注意事项：

1. **不分期者**　由于临床无法估计子宫颈癌是否已扩散至子宫体，因此，不考虑列入分期。

2. **ⅠA 期（ⅠA1 期和ⅠA2 期）**　诊断必须根据显微镜下的观察确定。

3. **Ⅱ～Ⅲ期**　在进行盆、腹腔检查时，应该由两位有经验的妇科肿瘤医师同时检查，以确定期别。肿瘤固定于盆壁，宫旁组织增厚，但增厚为非结节状，并有弹性，与病灶不连续者多为炎性浸润；如增厚为结节状或弹性丧失，使肿瘤与盆壁间距离缩短者，则应列为ⅡB期。从临床检查难以确定宫旁组织均匀增厚是炎性还是癌性时，只有确定宫旁组织增厚至结节状直接蔓延到盆壁，或肿瘤本身扩展到盆壁者，方可列为Ⅲ期。即使根据其他检查列为Ⅰ期或Ⅱ期者，若有癌性输尿管狭窄而产生肾盂积水或肾无功能时，也应列为Ⅲ期。

4. **Ⅳ期**　膀胱有泡样水肿者，不能列为Ⅳ期。膀胱镜检查见到隆起及沟裂，并在同时通过阴道或直肠触诊证实该隆起或沟裂与肿瘤固定时，应视为膀胱黏膜下浸润。膀胱冲洗液有恶性细胞时，应在膀胱壁取活体组织检查证实。

## 四、子宫内膜癌的手术 - 病理分期（FIGO 2014）

| 期别 | | 肿瘤范围 |
|---|---|---|
| I | | |
| I A | $(G_{1,2,3})$ | 癌瘤局限于子宫内膜或癌瘤浸润深度<1/2 肌层 |
| I B | $(G_{1,2,3})$ | 癌瘤浸润深度 ≥1/2 肌层 |
| II | $(G_{1,2,3})$ | 肿瘤侵犯宫颈间质，无宫题外蔓延 |
| III | | 肿瘤局部和 / 或区域扩散 |
| III A | $(G_{1,2,3})$ | 肿瘤累及子宫浆膜和 / 或附件 |
| III B | $(G_{1,2,3})$ | 肿瘤累及阴道和 / 或宫旁组织 |
| III C | | 盆腔淋巴结和 / 或腹主动脉淋巴结转移 |
| III C1 | $(G_{1,2,3})$ | 盆腔淋巴结转移 |
| III C2 | $(G_{1,2,3})$ | 腹主动脉旁淋巴结转移伴（或不伴）盆腔淋巴结转移 |
| IV | | 肿瘤侵及膀胱和 / 或直肠黏膜，和 / 或远处转移 |
| IV A | $(G_{1,2,3})$ | 肿瘤侵及膀胱和 / 或直肠黏膜 |
| IV B | $(G_{1,2,3})$ | 远处转移，包括腹腔内和 / 或腹股沟淋巴结转移 |

注：组织病理学分级：$G_1$：非鳞状或桑葚状实性生长类型为 ≤5%；$G_2$：非鳞状或非桑葚状

实性生长类型为 6%~50%；$G_3$：非鳞状或非桑葚状实性生长类型为>50%

分期说明：

1. 由于子宫内膜癌已用手术分期,以前使用的分段诊刮来区分 I 期或 II 期方法不再应用。

2. 少数患者开始选用放疗,仍使用 1971 年 FIGO 通过的临床分期,但应注明。

3. 肌层厚度应和癌瘤侵犯的深度同时测量。

有关病理分级的注意事项：

1. 细胞核呈明显的非典型性,病理分级时应提高一级。

2. 对浆液性腺癌、透明细胞腺癌和鳞状细胞癌细胞核的分级更重要。

3. 伴有鳞状上皮化的腺癌,按腺体成分中细胞核的分级定级。

## 五、子宫肉瘤分期标准(FIGO,2009)

| 子宫平滑肌肉瘤和子宫内膜间质肉瘤 | |
| --- | --- |
| I | 肿瘤局限于宫体 |
| I A | 肿瘤 ≤5cm |
| I B | 肿瘤>5cm |
| II | 肿瘤侵及盆腔 |
| II A | 附件受累 |
| II B | 子宫外盆腔内组织受累 |

| Ⅲ | 肿瘤侵及腹腔组织（不包括子宫肿瘤突入腹腔） |
|---|---|
| ⅢA | 一个病灶 |
| ⅢB | 一个以上病灶 |
| ⅢC | 盆腔淋巴结和 / 或腹主动脉旁淋巴结转移 |
| Ⅳ | 膀胱和（或）直肠或有远处转移 |
| ⅣA | 肿瘤侵及膀胱和 / 或直肠 |
| ⅣB | 远处转移 |

**腺肉瘤**

| Ⅰ | 肿瘤局限于子宫体 |
|---|---|
| ⅠA | 肿瘤局限于子宫内膜或宫颈内膜，无肌层浸润 |
| ⅠB | 肌层浸润 ≤ 1/2 |
| ⅠC | 肌层浸润大于 1/2 |
| Ⅱ | 肿瘤侵及盆腔 |
| ⅡA | 附件受累 |
| ⅡB | 子宫外盆腔内组织受累 |
| Ⅲ | 肿瘤侵及腹腔内组织（不包括子宫肿瘤突入腹腔） |
| ⅢA | 一个病灶 |
| ⅢB | 一个以上病灶 |
| ⅢC | 盆腔淋巴结和 / 或腹主动脉旁淋巴结转移 |
| Ⅳ | 膀胱和（或）直肠或有远处转移 |
| ⅣA | 肿瘤侵及膀胱和 / 或直肠 |
| ⅣB | 远处转移 |

## 六、卵巢癌、输卵管癌、原发性腹膜癌的手术 - 病理 分期(FIGO,2013)

| | |
|---|---|
| Ⅰ | 病变局限于卵巢或输卵管 |
| ⅠA | 肿瘤局限于单侧卵巢(包膜完整)或输卵管,卵巢表面无肿瘤,腹水或腹腔冲洗液未找到癌细胞 |
| ⅠB | 肿瘤局限于双侧卵巢,(包膜完整)或输卵管,卵巢表面无肿瘤,腹水或腹腔冲洗液中不含恶性细胞 |
| ⅠC | 肿瘤局限于单侧或双侧卵巢或输卵管,并伴有以下任何一种情况: |
| ⅠC1 | 手术导致肿瘤破裂 |
| ⅠC2 | 手术前包膜已破裂或卵巢、输卵管表面有肿瘤 |
| ⅠC3 | 腹腔积液或腹腔冲洗液发现癌细胞 |
| Ⅱ | 肿瘤累及单侧或双侧卵巢并有盆腔内扩散(在骨盆入口平面以下)或原发性腹膜癌 |
| ⅡA | 蔓延或种植到子宫和 / 或输卵管和 / 或卵巢 |
| ⅡB | 蔓延到其他盆腔内组织 |
| Ⅲ | 肿瘤累及一侧或双侧卵巢、输卵管或原发性腹膜癌,伴有细胞学或组织学证实的盆腔外的腹腔转移或真实存在腹膜后淋巴结转移 |
| ⅢA | |
| ⅢA1 | 仅有腹膜后淋巴结转移(细胞学或组织学证实) |
| ⅢA1(i) | 淋巴结转移最大直径 ≤ 10mm |
| ⅢA1(ii) | 淋巴结转移最大直径>10mm |
| ⅢA2 | 显微镜下盆腔外腹膜受累,伴或不伴腹膜后淋巴结转移 |

续表

| ⅢB | 肉眼盆腔外腹膜转移,病灶最大直径≤2cm,伴或不伴腹膜后淋巴结转移 |
|---|---|
| ⅢC | 肉眼盆腔外腹膜转移,病灶最大直径>2cm,伴或不伴腹膜后淋巴结转移(包括肿瘤蔓延至肝包膜和脾,但未转移到脏器实质) |
| Ⅳ | 超出腹腔外的远处转移 |
| ⅣA | 胸腔积液细胞学阳性 |
| ⅣB | 腹膜外器官实质转移(包括肝实质转移和腹股沟淋巴结和腹腔外淋巴结转移) |

## 七、滋养细胞肿瘤解剖学分期(FIGO,2000 年)

| Ⅰ期 | 病变局限于子宫 |
|---|---|
| Ⅱ期 | 病变扩散,但仍局限于生殖器官(附件、阴道、阔韧带) |
| Ⅲ期 | 病变转移至肺,有或无生殖系统病变 |
| Ⅳ期 | 所有其他转移 |

## 八、改良 FIGO/WHO 预后评分系统(FIGO, 2000 年)

| 评分 | 0 | 1 | 2 | 4 |
|---|---|---|---|---|
| 年龄(岁) | <40 | ≥40 | - | - |

续表

| 评分 | 0 | 1 | 2 | 4 |
|---|---|---|---|---|
| 前次妊娠 | 葡萄胎 | 流产 | 足月产 | – |
| 距前次妊娠时间(月) | <4 | 4~7 | 7~12 | ≥13 |
| 治疗前血 hCG (U/ml) | ≤$10^3$ | >$10^3$~$10^4$ | >$10^4$~$10^5$ | >$10^5$ |
| 最大肿瘤大小(含子宫) | – | 3~<5cm | ≥5cm | – |
| 转移部位 | 肺 | 脾、肾 | 肠道 | 肝、脑 |
| 转移病灶数目 | – | 1~4 | 5~8 | >8 |
| 先前失败化疗 | – | – | 单药 | 2种或2种以上联合化疗 |

注：①总分 ≤6 分者为低危，≥7 分者为高危；②诊断书写：例如一患者为肺转移，预后评分为 8 分，此患者则诊断描述为妊娠滋养细胞肿瘤（Ⅲ:8）；③解剖学分期中的肺转移 CT 检查，评分系统中的肺部病灶以肺 X 线检查作为标准；④肝转移根据超声或 CT 检查为标准，脑转移根据 CT 或 MRI 检查为标准。

# 附录 5　妇产科决策流程图

## 一、早期外阴癌的处理(引自 FIGO 指南)

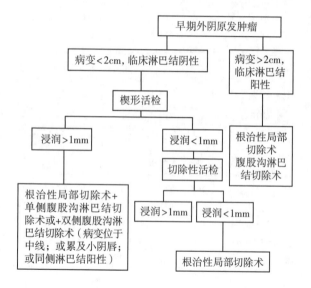

## 二、临床可疑阳性腹股沟淋巴结的处理(引自 FIGO 指南)

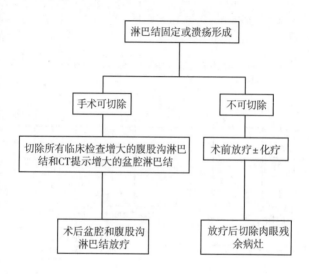

## 三、宫颈病变诊疗流程

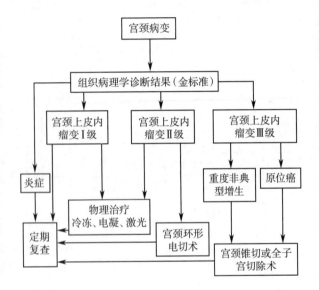

## 四、宫颈细胞学筛查具体的流程图

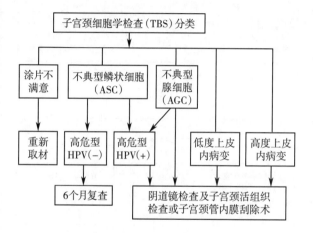

## 五、葡萄胎的诊疗流程

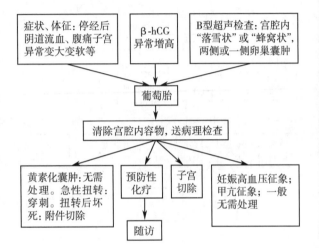

## 六、宫颈癌的诊疗流程

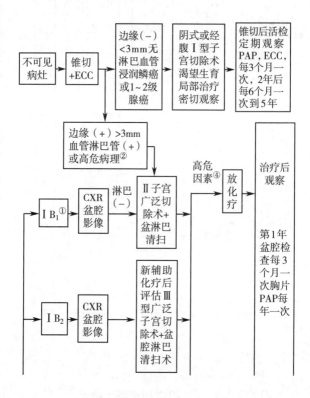

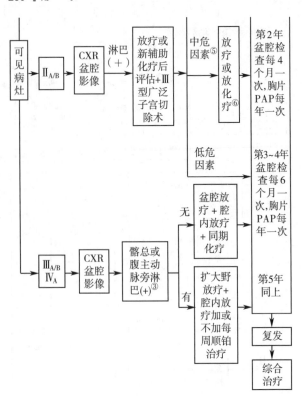

注释:

① FIGO 分期

②高危病理:G3 腺癌和其他非鳞癌

③腹膜的腹主动脉旁淋巴和盆淋巴清扫在某些选择病例

④高危因素：淋巴结阳性，边缘阳性，宫旁组织受累

⑤中等危险因素：淋巴血管间隙浸润，间质浸润较多

⑥每周同时用顺铂或 5FU

## 七、宫颈癌复发的诊疗流程

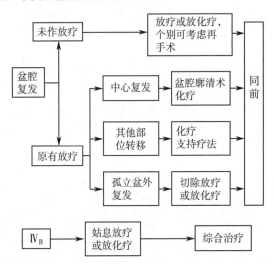

## 八、宫颈癌复发的诊疗流程

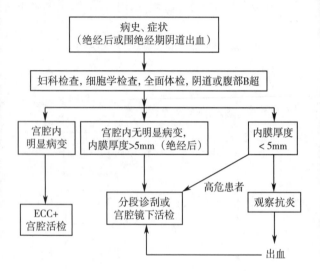

## 九、子宫内膜癌的手术 - 病理分期步骤

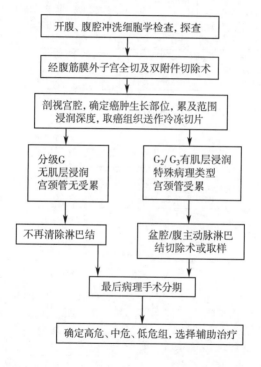

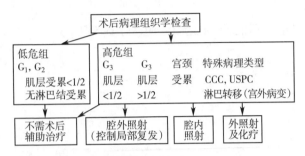

## 十、高危 GTN 诊治流程

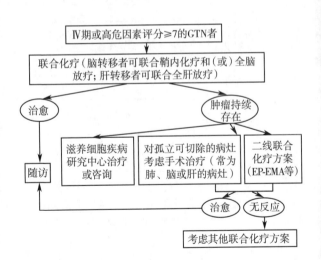

## 十一、PST 诊治流程

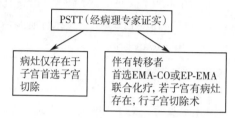

## 附录 6　常见化疗的毒副作用及防治

1. **骨髓抑制**　发生率 90%，不同药物对骨髓抑制表现各异：紫杉醇（PTX）、泰索帝（TXT）、依托泊苷（VP-16）、卡铂（CBP）、米托蒽醌（MIT）、柔红霉素（DNR）、阿霉素（ADM）、甲氨蝶呤（MTX）、巯嘌呤（6-MP）和异环磷酰胺（IFO）。丝裂霉素（MMC）和放线菌素 D（Act-D）对血小板影响较明显。卡铂（CBP）为迟发性骨髓抑制。博来霉素（BLM）和平阳霉素（PYM）对血象几乎无影响。

附表 6-1　常用抗癌药物骨髓抑制程度

| 抑制程度 | 药物 |
| --- | --- |
| 明显 | NH₂、BCNU、CCNU、ADM、MMC、CBL、6-MP |
| 中度 | CTX、DTIC、VBL、VDS、VP-16、VM-26、MTX |
| 轻度 | 5-FU、HMM、CDDP |

注：多药联合 / 多疗程抑制程度增加

2. **消化道反应**　恶心和呕吐：中枢性、胃黏膜性，用药后，逐渐加重 1 周左右达高峰，停药后逐渐消失。

附表 6-2　导致口腔、胃肠道黏膜损害的抗癌药物

| 烷化剂类 | NH₂ |
| --- | --- |
| 抗代谢类 | 5-FU、MTX、6-MP、FUDR |
| 生物碱类 | BLM、ADM、MMC、VCR、VLB |

3. **肝脏损害**　肝损害一般发生于化疗后 7~14 天左右，多表现为一过性 ALT（SGPT）升高为主。停药或给予保肝治疗后多能恢复。大剂量 MTX 或 6-MP 可能引起严重肝损害。

防治：可口服联苯双酯 9~15mg/ 次，每天 3~4 次。重者口服联苯双酯 + 肝太乐 399mg + 维生素

C1~3g 溶于 10% GS 静脉滴注,每天 1 次,肝功能恢复正常后改为口服,直至患者不需化疗为止。

**4. 泌尿系损害**　常用抗癌药有 DDP、MTX、CTX、IFO、MMC 等,尤以大剂量 DDP 和 MTX 为甚。一般发生于用药 24 小时后,3~7 天最明显。IFO 可能引起出血性膀胱炎。

**5. 心脏毒性**　急性毒性在用药的数天内即可发生,与累积量无关。可导致暂时的心衰或猝死。迟发性毒性一般在化疗后 5 年或 5 年以上出现。

防治:目前尚可控制心脏毒性的特效药物,ADM 单用积累剂量应 <550mg/m$^2$,必要时对症处理。

**6. 肺毒性**

(1)肺损伤:①肺炎 / 肺纤维化;②急性过敏反应;③非心源性肺水肿。

(2)常见与剂量效应有关的药物:博来霉素,积累量 >450~500mg 时易发生肺毒性。

(3)防治:有高危因素者博来霉素用药总量不可超过 300mg。糖皮激素虽可减轻或消除肺毒性症状,但不宜剂量过大、时间过长。

**7. 神经毒性**　周围性和中枢性两种类型。顺铂、紫杉醇和长春碱类等,多表现为外周神经损伤,而异环磷酰胺的神经毒性主要表现为可逆性脑病变。

防治：尚无预防或逆转化疗所致神经毒性的手段,关键在调整治疗方案或药物剂量以减轻神经毒性。

**8. 皮肤毒性**　局部性和全身性两种类型。药物外渗/外漏之故引起局部毒性的常用化疗药有蒽环类。

全身性包括脱发、皮疹、皮炎、瘙痒等。皮疹常见于 MTX,严重者可出现剥脱性皮炎。

防治：①提高静脉穿刺技术,加强巡视、密切观察、及时处理；②局部用药：用 10% 硫代硫酸钠 4ml+ 双蒸水 6ml 渗、漏处局部注射；NS+ 地塞米松 + 2% 普奴卡因局部注射。

**9. 过敏性反应**　Taxol 最常见,很小剂量即可引起超过敏反应；BLM 可能引起高热、休克甚至死亡,VP16 快速推注可引起喉头水肿、虚脱等过敏反应。

防治：用 Taxol 前先脱敏药物口服地塞米松 20mg,化疗前 30 分钟静注苯海拉明 25~50mg。

**10. 其他毒性**

(1)CTX 部分为永久性,卵巢功能障碍。

(2)MTX、ADM、CTX 在妊娠早期应用,可能增加畸胎率。

(3)Taxol 可引起肌肉疼痛。

(4)BLM 可引起关节痛等停药后可缓解。

（陈志辽　张　睿　陈俊熹）

# 主要参考文献

1. 谢幸，孔北华，段涛．妇产科学．9 版．北京：人民卫生出版社，2018.
2. 谢幸，苟文丽．妇产科学．9 版．北京：人民卫生出版社，2018.
3. 沈铿，马丁．妇产科学．北京：人民卫生出版社，2017.
4. 曹泽毅．妇科常见恶性肿瘤诊断与治疗规范．北京：人民卫生出版社，2000.
5. 宋鸿钊，杨秀玉，向阳．滋养细胞肿瘤的诊断和治疗．2 版．北京：人民卫生出版社，2004.